運動学習理論に基づく
リハビリテーションの実践

第2版

Rehabilitation Treatments Based on **Motor Learning Theory**

編著
長谷公隆

執筆

浅井憲義　阿部　薫　網本　和
今井覚志　大高洋平　大畑光司
上迫道代　倉澤友子　小林　賢
斎藤和夫　鈴木悦子　橋本晋吾
宮本真明　森　公彦　脇田正徳

医歯薬出版株式会社

［編集］

長谷 公隆（はせ きみたか）（医学博士）　関西医科大学附属病院リハビリテーション科　診療教授

［執筆］（執筆順）

長谷　公隆（はせ　きみたか）	（医学博士）	同上
大高　洋平（おおたか　ようへい）	（医師）	慶應義塾大学医学部リハビリテーション医学教室
大畑　光司（おおはた　こうじ）	（理学療法士）	京都大学大学院医学研究科人間健康科学系専攻　講師
宮本　真明（みやもと　まさあき）	（理学療法士）	渕野辺総合病院リハビリテーション室
網本　和（あみもと　かず）	（理学療法士）	首都大学東京健康福祉学部理学療法学科　教授
森　公彦（もり　きみひこ）	（理学療法士）	関西医科大学附属病院リハビリテーション科
今井　覚志（いまい　さとし）	（理学療法士）	慶應義塾大学病院リハビリテーション科
小林　賢（こばやし　けん）	（理学療法士）	慶應義塾大学病院リハビリテーション科
鈴木　悦子（すずき　えつこ）	（理学療法士）	慶應義塾大学病院リハビリテーション科
脇田　正徳（わきだ　まさのり）	（理学療法士）	関西医科大学附属病院リハビリテーション科
上迫　道代（かみさこ　みちよ）	（理学療法士）	慶應義塾大学病院リハビリテーション科　主任
倉澤　友子（くらさわ　ともこ）	（作業療法士）	
斎藤　和夫（さいとう　かずお）	（作業療法士）	渕野辺総合病院リハビリテーション室　技師長
阿部　薫（あべ　かおる）	（作業療法士）	慶應義塾大学病院リハビリテーション科　主任
橋本　晋吾（はしもと　しんご）	（作業療法士）	関西医科大学附属病院リハビリテーション科
浅井　憲義（あさい　のりよし）	（作業療法士）	北里大学　名誉教授

This book was originally published in Japanese
under the title of :

UNDO GAKUSHU RIRON-NI MOTOZUKU RIHABIRITEISHON-NO JISSEN
(Rehabilitation Treatments Based on Motor Learning Theory)

Editor :

HASE, Kimitaka
　Professor, Department of Rehabilitation Medicine
　Kansai Medical University Hospital

Ⓒ 2008　1st ed.
Ⓒ 2016　2nd ed.

ISHIYAKU PUBLISHERS, INC.
　7-10, Honkomagome 1 chome, Bunkyo-ku,
　Tokyo 113-8612, Japan

第2版の序

　近年における科学的根拠の蓄積によって，運動学習理論を適用したリハビリテーション治療の重要性がますます注目されてきている．学習理論の展開には様々な立場や考え方があるが，本書が目指すのは，難しい論理解釈は抜きにして，目の前の患者さんに練習課題を提供するうえで，どのような方法を思い浮かべる必要があるか，その方法を支持している理論的裏付けはいかなるものかを見出していただくこと，それを実践して成果を検証していただくことにある．ゆえに，運動学習理論を言及するうえで述べなくてはならない多くの重要な論理が割愛されてしまっていることをご容赦いただきたい．しかしながら，すぐに試みることができて，効果を感じ取ることができる臨床上のヒントが随所に見て取れるはずである．課題のなかで，ある感覚情報に関連する言葉をかけるとパフォーマンスはどう変化するのか，練習スケジュールを変えると翌日にどのような効果が期待できるのかを予測し，検証いただいて，運動学習の思考過程に基づいたリハビリテーションを実践いただくことこそが執筆者全員の望みである．

　本書の初版刊行（2008年）から7年余りを経て，運動学習理論には非常に多くの重要な知見が追加されてきている．そのなかから，第2版改訂にあたり理論編に追記した事項は，運動学習における脳神経機構をより明確にするための感覚運動学習（sensorimotor learning）の概念，速効系学習機構と遅効性学習機構を想定した学習曲線の構造と運動学習の干渉効果，スポーツ界でエキスパートに実践されるエラー増幅練習（error-augmented practice）と差動学習（differential learning）のリハビリテーション医療への応用，運動学習を推し進めるシステムの構成についてである．運動学習を展開するための練習スケジュールや課題設定におけるエラー情報の管理，運動学習の進展を支えているシステムからふまえた練習支援機器の扱い方など，臨床現場で考慮するうえでの参考となれば幸いである．

　また，運動学習において欠かすことができなくなっているロボティクスについて，大畑光司先生に最新の知見をご執筆いただいた．補装具を含めて，練習支援機器を使いこなすことができるようにならなくては，近未来のリハビリテーション医療を担っていくことはできないであろう．加えて，本書が運動学習のための課題設定において重視している，内在的フィードバックおよび外在的フィードバック付与法の具体的な方略について，いくつかのコラムを設けて紹介した．これらの他にも魅力的な運動学習理論が提示されてきているが，限られた紙面のなかで，リハビリテーションの臨床へ直結させることができる項目をできる限りわかりやすく記述することを心掛けた．

　また，実践編では，非常に長期間の運動学習を展開しなくてはならない小脳性失調の歩行障害，ボトムアップ処理とトップダウン処理を要する課題を駆使して治療を行う必要がある肢節運動失行についての症例，ならびに，脳損傷患者の運動学習においてしばしば問題となる姿勢制御に関する垂直性（verticality）について詳述したコラムを追加した．これらをもって，生活に必要となる運動スキルを医学的見地から習得させる治療技術（therapeutic exercise）の提供に本書が役立つことができれば本望である．

　運動学習は，セラピストが提示した感覚情報を学習者である患者が処理することによって初めて進展する．リハビリテーション医療における運動学習は，急性期から回復期，生活期のそれぞれの時期において，必ず必要となる基本的な治療技術である．その最も基礎的な理論と治療戦略について，DVDによる視覚イメージとともに読者の皆様にふれていただくことが本書の役割である．

2016年4月吉日

長谷公隆

はじめに

　リハビリテーション医療における運動療法は，パフォーマンスにおける何らかの問題を運動そのものによって治療する場面である（therapeutic exercise）．運動には，身体を支える筋骨格機能，エネルギーを供給する心肺機能に加えて，運動様式を決定し，さまざまな機能を統合して運動を実現する神経系の機能が必要である．人体を自動車に例えると，筋骨格系は車のボディやタイヤに，心肺系はエンジンや吸排気システムに相当する．そして神経系は，発進・走行・停止の指令を出すドライバーであると同時に，ドライバーが操作したアクセルやブレーキ，ハンドルなどの信号を伝達する自動車そのものの制御システムでもある．車体やタイヤの耐久性・安全性・クッション性などが進歩し，ハイブリッド技術などで燃費性能が向上しても，それらを動かすための指令が伝達されなければ車は動かない．現代における自動車社会の安全と利便性を担保しているのは，ドライバーの教習もさることながら，まさに，自動車の各パーツの機能を連携させて自動的に快適な走行を提供してくれる制御システムの発展によって支えられていると言えよう．

　神経系の障害によって運動制御が困難になった患者を治療するためには，神経機能の回復を促すとともに，運動の指令そのものを変換したり，運動制御の方法を組み換えたりして，その運動様式が円滑に機能するように学習させなくてはならない．その意味でセラピストは，修理工であり，教習所の教官であり，そして開発部門のエンジニアでもある．もし，正常な指令が伝達されなければ，その指令によって実現できるパフォーマンスを最適なものとするために，「代償」の適用や，運動を行うための制御システムそのものを組み換えることで，安全と効率を確保しなければならないのである．この「代償」の適用ならびに「運動スキル」の再構築の過程は，運動を司る神経機構に精通し，最大限の機能を引き出すために必要な解剖学ならびに運動力学的知識に基づいたセラピストの課題設定に依存している．

　本書の各論では，臨床の第一線で活躍されている理学療法士・作業療法士の諸先生に，脳卒中を中心に，小脳・基底核疾患，末梢神経損傷によって運動制御が困難となった症例を呈示していただき，「学習目標となる運動スキル」→「学習前における標的動作の状況」→「動作分析に基づいた課題設定（運動学習のターゲット）」→「代償手段等を適用した標的動作・運動の再現法」

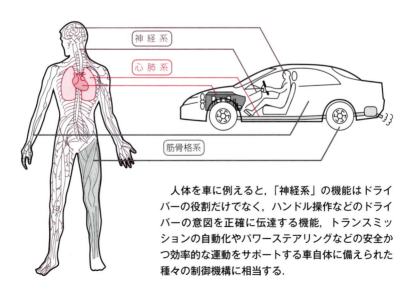

人体を車に例えると，「神経系」の機能はドライバーの役割だけでなく，ハンドル操作などのドライバーの意図を正確に伝達する機能，トランスミッションの自動化やパワーステアリングなどの安全かつ効率的な運動をサポートする車自体に備えられた種々の制御機構に相当する．

という形式で，パフォーマンスの機能的な再構築に必要な課題設定とその再現に至る諸先生の思考回路をわかりやすく解説していただいた．標的となる動作の状況や設定した課題の再現法については，付属のDVDに収録されている動画をご参照いただきたい．ここでは患者の皆様のご了解とご協力を得て，生の臨床場面での映像が収録されている．そのうえで，読者の皆様がこれらの課題を目前の患者に用いることができるか否かを明確にするための「Inclusion criteria（取り込み基準）」，「課題を再現するためのポイント」，そして運動学習に基づく治療を「ステップ・アップ」させるために利用できる知見が紹介されている．臨床の現場で何気なく実践している治療の過程を段階的に形式化し，問題解決のために考慮している事象を改めて抽出・列挙するという思考過程は，運動療法を実践するうえでの新たな視点を教示してくれるであろう．また，本文中に掲載できなかった臨床上のヒントがコラム欄に記載されているので，こちらにも是非ご注目いただければと思う．

これらの各論にみる運動学習の展開をサポートする形で，運動制御の組み換えを導くために必要な"エンジニア"としての基礎知識を，理論編に集約した．運動力学に基づいた動作分析と学習に関わる脳機能の知識を整理し，

・障害に対して患者が適用している運動制御が，まさに安全と効率を得るための一つの手段であり得ること，
・脳機能の障害部位に対応した代償の適用と運動学習の展開こそが，運動スキルの最適化を誘導するリハビリテーション医療従事者の使命であること，
・運動学習を支えるフィードバックは，設定された課題の難易度によって変化する感覚情報に基づいて入力されること，

をご理解いただければと思う．

学習とはさまざまな情報（フィードバック）に基づいて，学習者自身が誤り（エラー）を修正し，特定のスキルを身につけることである．そのノウハウを学習者である患者に提供する役割を担う我々には，安全と効率を具現化させるプロフェッショナルとしての知識と技術が求められる．それらは，ナビゲーション・システム導入に際して運転中の安全確保に配慮すべきドライバーへの情報入力法の設定や，イージー・ドライブを実現するためのトランスミッションのオートマチック化など，動きの制御に関わるあらゆる場面への対応に相当する．しかも，運動療法の臨床では，疾病の特性や患者個々に特有の病態・病期・生活環境に応じて，運動スキルの目標や運動学習の手段を変えていく能力が要求される．片麻痺患者に立位をとらせるというような，普段から実践している運動療法のプロセスは，患者のさまざまな条件を考慮し，患者の脳に入力される種々の情報を管理しながら，最適化された運動スキルを制御するための神経機構を定着させるという，脳機能へのアプローチに依存しているのである．本書が，読者の皆様にとって，課題設定に基づく情報管理の手法についての理解に少しでも役立つことを期待している．

読者の皆様には，各論から読み始めていただき，具体的な事例をさらってから理論編をお読みいただいたほうが，理解しやすいかもしれない．しかし，理学療法，作業療法の専門分野に関わらず，各事例の課題設定と運動療法の展開をご通読いただくことで，「運動学習」を提供するプロフェッショナルとしての知識を整理していただければ幸いである．

2008年10月吉日

長谷公隆

CONTENTS

第2版の序／長谷公隆　iii
はじめに／長谷公隆　iv

Chapter of theory 理論編

1. 学習理論に基づくリハビリテーション医療の重要性 ……長谷公隆　2
- 患者が抱えている障害に対応した学習目標の設定 …… 3
- 学習能力に応じた治療環境の提供 …… 6
  - ◎コラム　顕在学習と潜在学習／7
  - ◎コラム　プリズム適応課題における小脳の役割／10
- 学習による治療効果の蓄積 …… 11
  - ◎コラム　ポートフォリオ―治療スキルを支える貯蔵庫／11

2. 運動学習を支える神経機構 ……長谷公隆　13
- 大脳皮質における運動学習の神経回路 …… 14
- 大脳皮質―皮質下回路と運動学習 …… 21
  - ◎コラム　系列反応時間課題：serial reaction time task ― 系列学習における潜在学習効果の評価／24
- 感覚運動学習 …… 28
- 学習曲線の構造 …… 29

3. 運動療法で展開される運動学習の戦略 ……長谷公隆　32
- 運動学習の過程とフィードバック …… 33
  - ◎コラム　歩行再建に必要な内在的フィードバック／36
  - ◎コラム　外在的フィードバックの種類と効果／40
  - ◎コラム　運動学習における"感覚ノイズ"の管理と意義／50
  - ◎コラム　動作を学習する際にどんな習熟をめざすのか…大高洋平／52

4. 運動学習の成果を導く課題設定 ……………… 長谷公隆　54
運動学習の目標 …………………………………………………… 54
エラーの管理 ……………………………………………………… 56
学習方法の選定 …………………………………………………… 56
　◎コラム　ロボットと運動学習理論／61

5. ロボットによる歩行練習 ……………………… 大畑光司　62
運動学習の三法則とリハロボットの役割 ………………………… 62
ロボット使用の装着効果と治療効果 ……………………………… 63
リハロボット戦略の現状での課題 ………………………………… 63
リハロボット戦略の矛盾 …………………………………………… 64
運動制御と事後効果 ………………………………………………… 64
リハロボットにおける運動学習仮説 ……………………………… 66
リハロボットにおける至適アシスト ……………………………… 67
リハロボットの具体例：本田技研製歩行アシスト ……………… 69
リハロボットを包含した新たな運動学習理論の構築の必要性 …… 72

CONTENTS

実践編 I │ 理学療法編

1. 脳卒中：座位保持 ― Pusher 現象，左半側空間無視（左片麻痺）
   ・・・・・・・・・・・・・・・・・・・・・・・・・DVD 症例① 宮本真明・網本　和　74
   ◎コラム　姿勢制御における垂直性の評価とアプローチ…森　公彦／79
   ◎コラム　脳卒中・回復期病棟での治療目標―「最適動作」とは？…宮本真明／83
2. 脳卒中：移乗動作（右片麻痺）・・・・・DVD 症例② 宮本真明・網本　和　84
3. 脳卒中：立位（左片麻痺）・・・・・・・・・・・DVD 症例③ 今井覚志　90
4. 脳卒中：歩行 ― 反張膝（右片麻痺）・・・・・・・DVD 症例④ 小林　賢　97
5. 脳卒中：歩行 ― 麻痺側下肢制御の再構築（右片麻痺）
   ・・・・・・・・・・・・・・・・・・・・・・・・・・・・・DVD 症例⑤ 鈴木悦子　102
6. 小脳失調：歩行・・・・・・・・・・・・・・・・・DVD 症例⑥ 脇田正徳　108
7. パーキンソン病：起き上がり動作・・・・・・・DVD 症例⑦ 上迫道代　114
8. パーキンソン病：歩行・・・・・・・・・・・・・DVD 症例⑧ 上迫道代　119

実践編 II │ 作業療法編

9. 脳卒中：起き上がり動作（右片麻痺）・・・・・DVD 症例⑨ 倉澤友子　126
10. 脳卒中：リーチと把持動作（右片麻痺）・・・・・DVD 症例⑩ 斎藤和夫　132
11. 脳卒中：調理動作・麻痺手不使用（右片麻痺）・・DVD 症例⑪ 斎藤和夫　138
12. 脳卒中：把握動作（左片麻痺）・・・・・・・・・DVD 症例⑫ 阿部　薫　145
13. 脳卒中：書字動作（右片麻痺）・・・・・・・・・DVD 症例⑬ 阿部　薫　150
    ◎コラム　書痙について…阿部　薫／156
14. 脳卒中：箸動作（肢節運動失行）・・・・・・・DVD 症例⑭ 橋本晋吾　157
15. 脳卒中：手工芸（認知症）・・・・・・・・・・・DVD 症例⑮ 浅井憲義　162
16. 末梢神経損傷：つまみ動作（左正中神経麻痺）・・DVD 症例⑯ 斎藤和夫　168

索引　175

Chapter of theory

理論編

1. 学習理論に基づく リハビリテーション 医療の重要性

リハビリテーション医療は，運動療法や言語聴覚療法における学習の成果が治療効果を左右する点で，他の医療とは異なる治療体系を形成している．このことは，リハビリテーション医療の独自性と社会的ニーズを保障する反面，学習の手法の違いが必然的に治療効果の"ばらつき"をもたらすといえる．リハビリテーション医療が"学習"を治療に用いている限り，"学習"を治療にどのように適応し，それによってどのような効果が得られるのかを社会に提示していく義務がある．

神経疾患に起因する運動障害を治療するための学習が，スポーツや音楽などにおける**運動スキル**[注1]の学習と異なる点は，運動制御系に何らかの障害があるために，**代償**（compensation）による**標的動作**[注1]の最適化（optimization）によって，患者の**パフォーマンス**[注1]を改善しなくてはならないことである．

運動学習に用いられる代償の方法には2通りある．1つは，補装具の適用や環境の整備などの外的代償手段によって課題の難易度を下げる場合であり，もう1つは，障害されていない神経機構を促通して，通常とは異なる運動制御の方法を学習させる場合である．運動療法の成果を高めるためには，運動学・神経生理学・障害医学の知識に基づいてこれらの代償手段を駆使し，標的動作の最適化を達成するための運動学習の場を作り出す能力が求められる．

それでは，学習理論に基づいたリハビリテーション医療を展開するために必要不可欠な**表1-1**の事項について，具体的に考えてみよう．

表1-1 学習理論に基づいたリハビリテーション医療の展開に必要な事項

① 患者が抱えている障害に対応した学習目標を設定すること．
② 学習能力に応じた治療環境を提供すること．
③ 学習によって患者が習得した能力を医療効果として蓄積していくこと．

注1）本稿では，運動スキル，標的動作，パフォーマンスを以下のように定義して用いる．
　運動スキル：目的をもった運動を行うために後天的に形成される行動単位．
　標的動作：リハビリテーション治療（代償手段を含む）を用いることで達成させたい動作．
　パフォーマンス：学習者が課題を行う際に，外部から観察することができる行動．

患者が抱えている障害に対応した学習目標の設定

　脳機能解明へ向けた近年における数々の神経生理学的研究によって，学習における中枢神経の役割分担と学習モデルが示され，リハビリテーション治療の効果を高めるための学習方法が，臨床研究によって検証されてきている．しかし，運動制御系に障害をもつ患者に対する運動療法では，その障害を補うために用いざるを得ない代償と，学習によって新たに習得させなくてはならないスキルを同時に管理する必要があり，運動学習の目標をどのレベルに置くべきかに迷うことがある．

　臨床場面においては，設定した学習課題に対して患者がどのように適応していくかを見定めながら，課題の難度と代償の方法を調整して，標的動作の最適化を誘導していく技量が必要となる．その手続きは，表 1-2 に基づいている．

　神経疾患患者に対するリハビリテーション医療の現場から，特に強調したい事項は，**運動療法を通じてどのような運動スキルの習得を目指すかを，常に患者と共有すること**である．

表 1-2　治療的運動学習の戦略

① 患者が自らの内的環境の変化（運動麻痺など）に対して，どのような運動スキルを適応させているのかを把握すること．
② 学習理論に裏付けられた治療手段を積極的に導入し，その治療的運動学習がどのような効果をもたらし得るのかを，障害医学に基づいて検証すること．

　それでは，運動学習の目標を明らかにするために，脳梗塞発症後に**片麻痺患者**が初めて立位を1分間保持する課題を行った場合の姿勢制御の変化について，**重心動揺と下肢筋活動**のデータから検証してみよう．片麻痺患者自らが立位保持のために適応した姿勢制御の初期学習の過程は，予測できるように，麻痺側を"使用"して立位姿勢を保つ制御から，非麻痺側へ荷重をシフトすることによる姿勢制御への移行である．

　図 1-1 は，右中大脳動脈領域の脳梗塞を発症し

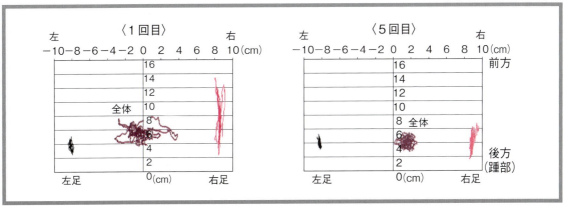

図 1-1　左片麻痺患者の立位制御（62 歳の男性，左下肢 SIAS-motor が 4-4-0，軽度の深部感覚障害を有す）―左右および全体の重心動揺軌跡（1 分間）．SIAS：stroke impairment assessment set

て12日目の**左片麻痺患者**が，初めて介助なしで立位保持課題を行った際の重心動揺のデータを示している．2枚の床反力計から得られた重心動揺の軌跡であり，左右の下肢および身体全体の**圧中心**（center of pressure；COP）の1分間の軌跡が示されている．立位保持課題の条件は以下の通りである．

(1) 立位姿勢：下腹部前方で麻痺側の手を非麻痺側で支え，目の高さにある目標を注視する．
(2) 指示内容：倒れないように立位を保つ．
(3) 課題のスケジュール：1分間の立位保持課題を，十分な休憩を入れて5回試行する．

立位保持課題の試行中や休憩の際に，姿勢のアライメントや荷重量などに関する特別な指示や誘導は行わず，患者自らの適応に任せて立位を保持させた結果である．1回目と5回目のCOP軌跡を比較して，ひと目でわかる変化は，前後方向における非麻痺側COP動揺の大きさの違いであろう．1回目の立位保持課題で大きく動揺していた非麻痺側のCOP軌跡が，5回目では1/2以下に安定している．同時に，全体のCOP動揺が健側へ変位し，1回目でみられた左右方向への"ぶれ"がなくなってきれいな円形を呈している．立位制御の第一の目標である姿勢の安定が，非麻痺側への重心移動によって達成されていることが明らかである．

以上の結果から，「やはり患者に任せていると非麻痺側中心の制御を習得してしまうから，適切なフィードバックや補装具などの外的代償を適用して麻痺側への荷重を誘導するべき」というように考える読者もおられるであろう．しかし，この問題を議論する前に，中等度から軽度の片麻痺患者において観察される立位制御の適応は，どのような過程を経て達成されるのかを詳しくみてみよう．そのためには，**重心動揺の代表的なパラメータである平均速度と実効値**がどのような意味をもつのかを確認しておく必要がある[1,2]．

平均速度（mean velocity；MV）とは，どのくらいの速度で重心が動揺しているかを示し，重心動揺の総軌跡長と同等の意味をもつ．立位を保持するために姿勢制御系が行っている活動量を反映する．また，**実効値**（root mean square distance；RMSD）とは，重心動揺の中心からどの程度の範囲で重心を管理できているかを示し，姿勢制御系が果たした姿勢調節の有効性を示している．

図1-2，3は，図1-1の患者と同様の条件で，中大脳動脈領域に障害をもつ8名の片麻痺患者が，脳卒中発症後初めての立位保持課題において，姿勢制御を構築する過程での左右および前後方向のMV値・RMSD値の変化を表している．立位制御の適応過程において興味深いのは，MV値の左右・前後両方向（図1-2）およびRMSD値の左右方向（図1-3左）に関して，その値が1回目よりも2回目で大きくなる傾向を示していることであろう．言い換えれば，2回目の立位保持課題において1回目よりも改善する傾向を示したパラメータは，前後方向のRMSD値のみである．この結果から，片麻痺となって初めて立位を保持するために患者が管理しようと試みる制御対象は，**前後方向における動揺の範囲**であることが推察できる．その制御過程は，データとして示してはいないが，初回立位制御時における非麻痺側の大腿二頭筋，前脛骨筋の過剰な筋活動の減少を伴う．つまり，2回目以降の立位制御では，左右方向の重心動揺の"ぶれ"の範囲や，前後・左右方向の"ぶれ"の速度が多少速くなっても，非麻痺側の前後方向における過剰な反応（図1-1，1回目：右足）を適正化することで，姿勢制御を効率化していく過程が観察されていると言えよう．立位を保つために姿勢制御系が行う活動量（MV値）は，2回目に比べてそれ以降で減少（図1-2）し，結果として前後方向のRMSD値は初回よりも4回目以降で十分に管理されるに至る（図1-3右）．麻痺側下肢での重心管理能力の低下を，非麻痺側で効率的に補うこの新しい姿勢制御のスキルは，重心動揺を管理する位置を非麻痺側へ変位させることで達成されるのである（図1-1および図1-4）．

以上のように，何とか立位を保持することができる片麻痺患者は，決してはじめから非麻痺側だ

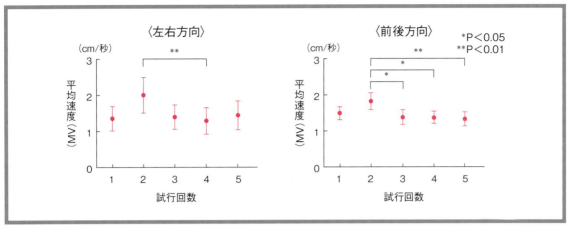

図 1-2 片麻痺患者の立位姿勢構築過程の平均速度の変化
（mean velocity；MV）（N=8）

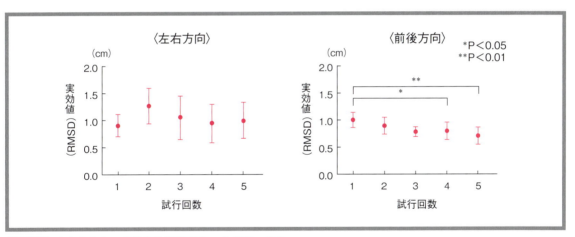

図 1-3 片麻痺患者の立位姿勢構築過程の実効値の変化
（root mean square distance；RMSD）（N=8）

けで姿勢を保とうとしているわけではなく，均等な荷重（すなわち，左右下肢中央部；図 1-4 参照）での重心管理を試みた結果，前後方向における"不安定さ"と非麻痺側による代償の"大変さ"を緩和するために，力学的に安定した非麻痺側への重心移動を選択するのである．言い換えれば，麻痺側下肢に荷重して立位を保持することは決してできないわけではないが，非麻痺側を中心とした非対称的な姿勢制御は，中枢神経系がその内的環境の変化に対して姿勢制御の戦略を最適化した結果であり，麻痺側下肢への荷重の誘導は，逆に，非麻痺側での過剰な筋活動を招く可能性を有している．

それでは，片麻痺患者の立位姿勢制御において，セラピストはどのような治療目標を設定するべきなのであろうか？ そして，どのような運動学習の場を提供すればよいのだろうか？

麻痺側下肢を用いて立位姿勢を制御しなくてはならない片麻痺患者が，安全かつ効率的な立位での動作を習得するためには，非対称的運動制御を基本とせざるを得ない．立位における動揺を制御できるようになった片麻痺患者に対しては，基本

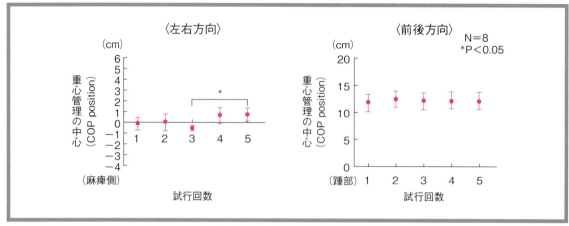

図1-4 片麻痺患者の立位姿勢構築過程；重心管理位置の変化

動作や歩行の準備段階として，非麻痺側ならびに麻痺側下肢を支点とした重心の動的管理を習得させるための運動学習へと展開する必要がある（90頁「3．脳卒中：立位」参照）．

一方，患者自らの能力では，立位を保てない場合には，動的パフォーマンスの開始肢位である立位姿勢制御の習得に向けて，平行棒や補装具を併用し，ハンドリング，言語による教示，鏡による**視覚フィードバック**などを用いて立位姿勢を再現し，その姿勢制御を経験させる必要がある．また，立位姿勢を安定して保てないからといって，リーチや歩行などによる動的バランスの運動学習に移行できないということはなく，患者の安全を管理する環境が整えられれば，動的な姿勢制御を要する課題を積極的に行うことが重要である．しかしながら，片麻痺患者が**運動モーメント**を出力するためには，非麻痺側への依存性を高めざるを得ないことに配慮し，麻痺が重度であるほどに，麻痺側下肢を用いた動的姿勢制御の習得は困難であることを念頭において，代償手段の適用を検討しなくてはならない．これらの詳細は，実践編での症例検討によって明らかになるであろう．

学習能力に応じた治療環境の提供

さて，立位保持課題を反復する過程において制御対象に選択された前後方向の**実効値**（RMSD値）は，片麻痺患者自身がその内的環境の変化に対して課題を達成するために管理すべき"エラー"として認識したパラメータに他ならない[注2]．視覚，体性感覚などから得られる情報をもとに，片麻痺という新たな条件下での立位制御における重心動揺の大きさを"エラー"として認識し，その値を小さくするために必要な運動スキルを患者自身が学習するのである．このように，運動スキルを獲得していく過程において，学習者自身が特定の意識をもたずに，ある制御対象を管理していく過程を**潜在学習**（implicit learning）という．

一方，課題における特定の規則や目標を提示して行わせる学習方法を**顕在学習**（explicit learning）という（7頁，コラム「顕在学習と潜在学習」

注2）運動学習の研究においてよく用いられている目標の追跡課題では，そのずれの大きさを積分値として算出する performance error；RMSE（root mean square error）が，運動学習の指標として用いられる．

参照).顕在学習では,課題を実行している際に起こる"エラー"を,意識的に同定しようとする動機付けがなされることになる[3].

いずれの方法にしても,運動スキルの習得過程においては,課題を通じて"エラー"を検出し,運動指令を書き換える能力が必要不可欠である.ところが,運動制御系に障害をもつ患者では,運動学習を司る神経回路の障害によって,"エラー"の同定や修正が困難な場合が少なくない.たとえば,図1-5に示すような前大脳動脈領域に病変を有する患者では,片麻痺のグレードは軽くても,重心動揺の管理を初日の立位保持課題のなかで学習することは困難である.その原因の1つとして,"エラー"を検出する中枢神経回路の障害が示唆される(13頁「2. 運動学習を支える神経機構」参照).このような患者に対する運動学習の展開は,① 立位制御におけるエラー情報を顕在的に呈示し,顕在学習による立位バランス訓練の適用を検討すること,② 補装具を含めた外的代償の適用による,エラー情報の管理に基づいて立位での動作訓練を実施すること,が必要になる.

図1-6は,**米国医療政策局による脳卒中リハビリテーションのためのスクリーニング法**をフローチャートに改変したものである[4].脳卒中患者に対するリハビリテーションは,医学的問題の管理と並んで,その効率性を担保する学習能力の評価

Column: 顕在学習と潜在学習

顕在学習と潜在学習の違いは,日本人が英語を習得する過程を考えると理解しやすい.日本語とは異なる文法体系を有する英語の習得には,英文法に関する知識を足場(scaffolding)にして学習したほうが,全体としての学習時間を短縮できる.しかし,顕在学習(explicit learning)によって学んできた英文法を,実際の会話のなかで使おうとすると,たとえば三人称単数で用いる現在形の動詞には"-s"を付けることなど,当たり前に知っているごく簡単な文法でさえも,会話の流れのなかでは処理しきれずに間違えてしまう場合がある.そこで,特定の文法形式を学習している期間中は,同じ形式を含んだ文章を意識して,言葉として集中的に出力する期間が必要になる(運動学習でいうブロック練習).このような顕在学習の初期においては,顕在化された知識(explicit knowledge)を呼び起こすために時間を要し,特定の事象に意識がとらわれて会話するために,流暢性をはじめとした他のスキルが損なわれる場合が多い.

英会話の基本となる文法の知識をブロック練習によって学習したら,自由なコミュニケーションの場でそれらを応用できるようにするために,会話の流れのなかで同時に複数の規則を処理する能力を養う練習が必要になる.そこで,文法形式を意識させない英会話の場面(環境)をもつこと(運動学習でいうランダム練習)が重要になる.ある文法形式を学習者が意識せずに用いることができるようになったときに,顕在知識は潜在知識(implicit knowledge)へと変化し,母国語以外の中間言語(interlanguage)として統合されるのである.

一方,潜在学習によって学習した日本語の文法を,日本人が会話のなかで考えることはない.日常の生活活動におけるパフォーマンスは,そのほとんどが潜在学習(implicit learning)あるいは手続き学習(procedural learning)の結果として自動化されている.自動化されたパフォーマンスは,同時に対処するべき意識的な課題の処理に影響されにくいという大きな利点を有しており,たとえば,我々は歩行リズムを乱すことなく人と会話しながら歩くことができるのである.

(長谷公隆)

理論編

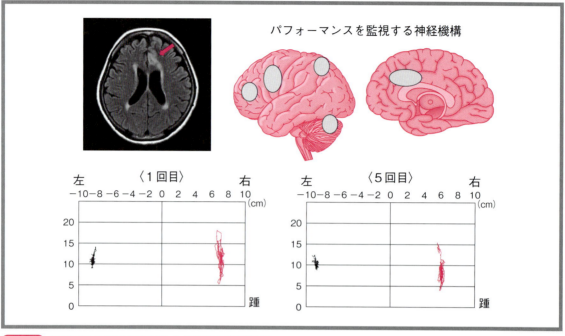

図 1-5 帯状回病変患者における立位姿勢の構築過程
帯状回領域の脳梗塞患者では，麻痺が軽度であっても，立位姿勢におけるエラー制御が難しく，潜在学習によって安定した立位制御を得ることが困難な場合がある（床反力計からの COP 軌跡は，図 1-1 と同様に，立位保持課題を 5 回繰り返した際の変化を示す）．

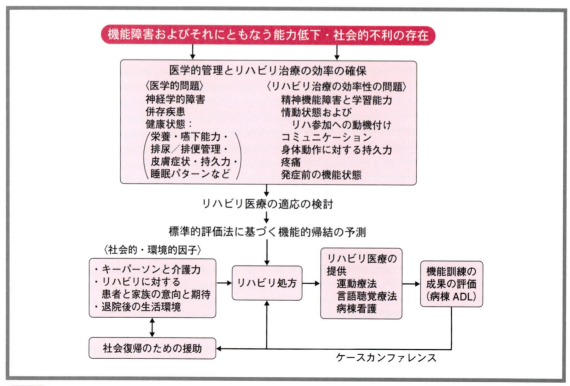

図 1-6 脳卒中リハビリテーションの治療と評価（米国医療政策研究局）

1. 学習理論に基づくリハビリテーション医療の重要性

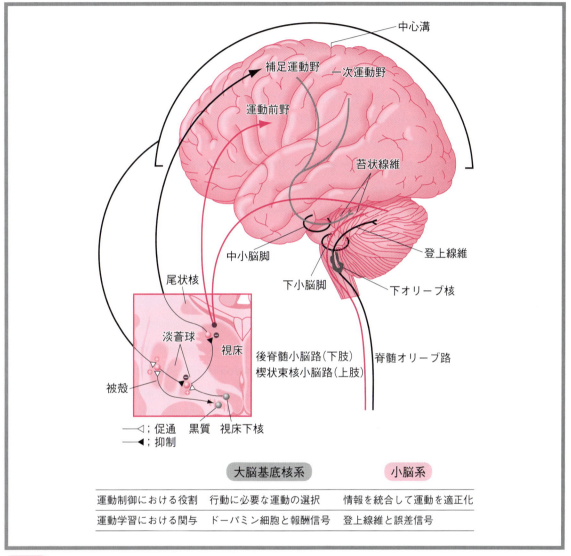

図1-7 運動学習における大脳皮質—皮質下回路

大脳皮質—基底核—視床—大脳皮質回路は，皮質から出力されたさまざまな運動指令を整理し，目的とする行動に必要な運動を機能的に選択する役割を担う．すなわち，運動の速度や力などの基本的なパラメータの設定には関与せず，学習された運動の順序を自動的に遂行することや，運動プログラムの抽出ならびにそれらの切り換えを行う．
小脳は，運動皮質からの指令と，運動に関する末梢からの感覚情報を統合し，運動を適正化する役割を担う．小脳が障害されると，運動の切り換えに必要な筋の収縮・弛緩が遅延し，多関節運動や姿勢調節の異常，すなわち運動失調（ataxia）となる．しかし，運動失調に対して運動療法を行う際には，随意運動における筋収縮のタイミングの調節（timing device）や多関節運動の協調の制御（coordinator）に関する障害と，運動学習における小脳機能（learning device）の障害を，区別して評価する必要がある．
両手の協調運動が学習によって自動化した時点においても，小脳ならびに被殻は継続的に活動しており，運動の長期記憶における両者の役割が示唆される．

がいかに大切であるかが示されている．

セラピストは，その臨床経験に基づいて，患者の学習能力に対応した治療プログラムを柔軟に適用するが，その評価の体系化は，リハビリテーション医療の治療効果を提示していくうえでも，最重要事項であることは間違いない．

学習能力に応じた運動課題を設定し，運動療法の治療効果を高めていくためには，運動制御・学

習に重要な役割を果たしている2つの**大脳皮質-皮質下回路**の機能評価が必要である（図1-7）．1つは，運動を遂行するうえでの順序や運動の組み合わせを制御する**基底核回路**であり，もう1つは，運動皮質からの情報と運動に関する末梢からの感覚情報を統合し，運動を適正化する**小脳回路**である．運動指令を形成する役割を担う運動皮質において，補足運動野は**脳内に収められている情報に基づいた運動**（internally guided movements）の発現に，運動前野は**視覚情報に基づいた運動**（externally guided movements）に関与し，前者は大脳基底核と，後者は小脳と，密接に関係して

Column プリズム適応課題における小脳の役割

　プリズム適応課題は，視覚情報に基づく運動学習を検証する1つの方法となる（図）．ダーツや粘土玉を標的に向けて投げる際に，プリズム眼鏡によって視覚情報が一方向に変位させられた条件下では，誤った視覚情報に基づいた運動制御を，反対方向へ適応させる能力を必要とする．プリズム眼鏡下で課題を繰り返した後に，眼鏡をはずして投げると，今度は逆方向にずれて当たる現象を"**after effect**"と称し，これは視覚情報に基づいた運動が学習された結果としてとらえられている．Werner ら[1]は，小脳梗塞患者の視覚運動適応課題を検証し，適応の障害は上小脳動脈および後下小脳動脈領域の梗塞患者にみられる一方で，"after effect"の障害は，上小脳動脈領域の梗塞患者にのみ認められることから，Ⅴおよび Ⅵ 小葉を含む小脳前葉が，視覚情報に基づく運動の適応に重要な役割を果たす（13頁「2. 運動学習を支える神経機構」参照）と結論している．

文献

1) Werner, S. et al : Visuomotor adaptive improvement and aftereffects are impaired differentially following cerebellar lesions in SCA and PICA territory. *Exp Brain Res* **201** : 429-439, 2010.

（長谷公隆）

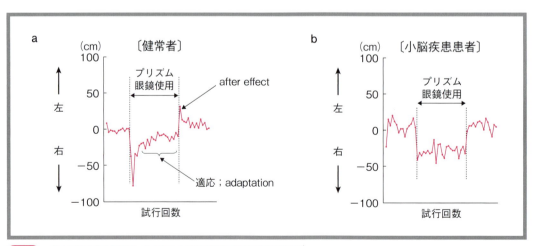

図 プリズム適応課題における小脳疾患患者の学習障害[1]
標的に向けて粘土玉を命中させる課題において，右方向へ視野をずらすプリズム眼鏡をかけた際に投げられた粘土玉の右方向へのずれの程度と，眼鏡をはずした後のずれの変化．
小脳疾患患者では，プリズム眼鏡をかけて20回以上投げても，適応がみられず，はずしたあとの左方向へのずれ（after effect）も認められない．

いる．したがって，自発的な運動開始や順序動作の習得が困難な線条体-補足運動野系の障害に対しては，頭頂葉-運動前野系を介する皮質-小脳回路を利用した運動学習が適用される．逆に，皮質-小脳回路の障害に対しては，姿勢調節や随意運動に必要な筋出力の方法を随意的な同時収縮やリラクセーションによって管理することで，動作の学習がはかられる．しかしながら，これらの運動制御系に障害を有する患者の運動学習効果は限定的であると言わざるを得ず，運動学習能力に応じた学習目標とそのための課題選定を行わなくてはならない．

学習による治療効果の蓄積

運動療法の治療効果は，**課題特異的**（task-specific effect）である．歩行，バランス，上肢リーチ動作などの課題を反復させることで，その課題に特異的な訓練効果が得られると同時に，その運動に関連した動作の改善，すなわち**転移効果**（transfer effect）が期待できる．したがって，運動制御系の障害によって目的とする課題ができなければ，代償手段を駆使してそれを再現することが運動学習に基づく治療の原則となる．補装具や訓練機器を用いて患者自身では再現できなかった運動の方向やリズムを経験させることで，その課題に特有の治療効果が報告されてきている．

一方で，運動制御系の障害のために課題を再現できない場合や，学習能力の障害によって課題を反復しても治療効果が限定的な場合が存在する．これらの患者に対して，どのような治療が適応になるのか，治療目標をどこに設定するべきなのかを明確にしていくことも，運動療法を治療手技として体系化していくための重要な作業である．

リハビリテーション医療において治療的運動学

Column　ポートフォリオ——治療スキルを支える貯蔵庫

リハビリテーション医療を施す際には，患者に運動学習を提供する教育者となるわれわれもまた，日常診療においては学習者である．さまざまな臨床課題を処理する過程で積み重ねられた診療記録や文献の束，すなわち個々の治療者の**ポートフォリオ**（portfolio；ひとりの人間が学びのプロセスで生み出す「学習成果」）が，臨床上の判断を下すための核を形成する．しかしながら，確信していた結果が得られなかった場合にこそ，臨床における学習は大きく展開する．自らの判断基準を修正するために，ポートフォリオを紐解き，新たな結論を導き出すための論拠を模索する．この自己学習に基づいたポートフォリオにこそ，患者ならびにリハビリテーション医療の研修者を強力に牽引する力が与えられる．

ところが，リハビリテーション医療では，目前で起こっている事象の本質が見過ごされてしまっていることが多く，それは，治療とその成果の関係を追究する以前の問題として立ちはだかっている．

その壁を打破するための1つの道筋が，障害が引き起こす学習過程の解明にある．患者が用いている代償運動の運動学的・神経生理学的機序は何か，代償的適応の結果は治療的運動学習の成果として妥当なものか，運動療法によって得られた成果は患者にどのような利益をもたらしたか，などの臨床的疑問に対する回答をポートフォリオに1つ1つ蓄えていくことが大切である．

（長谷公隆）

習を必要とする患者は，それぞれが多様な障害を有しているため，障害の程度に応じた課題の選択と難度の設定，動機付けによって個別に治療を展開していかざるを得ない面がある．セラピストは，治療者としてのプロフェッショナリズムに基づいて，患者各個人に対して最善の運動療法を施す義務がある．そして，同時に，運動学習に基づいた運動療法の効果を検証し，その成果をセラピストが共有するとともに，それらを社会に呈示していく責任がある．

中枢神経疾患における運動学習の治療効果の検証は，運動療法そのものの特性に起因する対照群の設定や盲検化の難しさなどの問題を有するが，主に海外での臨床研究によってさまざまな知見が得られつつある．そのほとんどが課題設定に関するデータであり，**同時フィードバック**（32頁「3. 運動療法で展開される運動学習の戦略」参照）として，重心変位を呈示した場合の片麻痺患者に対するバランス訓練や，聴覚的刺激に基づいたパーキンソン病患者の歩行訓練についての研究などがその例である．また近年では，フィードバックのスケジュールや，顕在学習と潜在学習の比較などについても検証され始めている．これらのエビデンスを臨床に適用する際には，患者の**取り込み基準**（inclusion criteria）が目前の患者に適合しているかを，しっかりと確認することが大切である．

中枢神経系に可塑的変化をもたらす運動学習は，運動機能の再構築をはかるための治療手技として，重要な役割を担っていくことは間違いない．中枢神経疾患に伴う運動障害に対する治療的運動学習は，患者の認知・運動機能の評価に加えて，

① 標的となる動作の分析と，患者が適用している代償手段の抽出
② 動作分析に基づいた運動学習の目標設定
③ 外的代償の適用を含めた課題設定による標的動作の再現
④ フィードバックの呈示と，運動学習のスケジュール
⑤ 運動学習の効果の検証

という手続きが必要である．治療的運動学習の目標設定においては，機能障害のレベルにアプローチすることを忘れないことが重要であり（impairment-oriented training），そのための学習環境の構築こそが，リハビリテーション医療としての成果を飛躍させる道となろう．

文献

1) Hufschmidt, A. et al : Some methods and parameters of body sway quantification and their neurological applications. *Arch Psychiatr Nervenkr* **228** : 135-150, 1980.
2) Maki, B E. et al : Aging and postural control: A comparison of spontaneous- and induced-sway balance tests. *J Am Geriatr Soc* **38** : 1-9, 1990.
3) Ruesseler, J. et al : Human error monitoring during implicit and explicit learning of a sensorimotor sequence. *Neurosci Res* **47** : 233-240, 2003.
4) 長谷公隆，千野直一：脳血管障害の臨床-回復期のリハビリテーション．日医会誌特別号 **125** : S 285-S 298, 2001.

〔長谷公隆〕

2. 運動学習を支える神経機構

　セラピストが普段から治療に用いているハンドリング，フィードバックなどの手技は，運動を制御している神経系への感覚入力そのものである．これらの感覚情報を学習者が認知し，運動出力に変更を加えて，新たな運動スキルを統合する過程は，神経細胞間の情報伝達の場である「**シナプス**」の伝達効率が，増強あるいは抑制されることによる神経回路の再構築に基づいている[注1]．運動学習を用いて治療を行うセラピストは，学習者にとって有益な運動スキルを制御する神経回路を強化するために，適切な運動課題を設定し，その課題の反復において学習者が行う感覚情報の処理，運動制御系の統合，運動記憶の固定という一連の過程を操作する必要がある．

　しかしながら，運動制御系に障害をもつ神経疾患患者に運動学習を展開するうえで，セラピストは2つの問題に直面する．1つは，神経障害のために再獲得できない運動スキルが存在することである．したがって，セラピストは，その病態を見極めたうえで，患者のパフォーマンスを**最適化**（optimization）するために，**代償**（compensation）手段を用いて治療しなくてはならない．もう1つは，運動学習を司る神経機構の障害によって，最適化へ導くための感覚入力を患者がうまく処理できない場合が存在することである．セラピストは，パフォーマンスに影響する運動出力の問題にばかりとらわれることなく，その患者が運動学習のために利用できる神経回路を理解し，どのような"**感覚入力**"を用いて学習を進めるべきかを，見極める能力を身に付けなくてはならない．

　そこで本節では，運動学習において重要な役割を担う**運動皮質-皮質下回路**を概観し，運動スキルが運動記憶として定着するために必要な**神経回路**を理解しよう．

[注1] 神経回路におけるシナプス伝達効率の長期増強（long-term potentiation；LTP）と長期抑圧（long-term depression；LTD）（図2-12参照）は，「記憶・学習に関わるシナプス可塑性のモデル」とされている．繰り返して行われた運動に関する神経回路は強化され，その結果としてもたらされた皮質可塑性（cortical plasticity）は，樹状突起やシナプスの形態学的変化によって裏付けられる[1]．神経麻痺や切断によって障害された上下肢の"不使用"が学習されると（learned non-use），損傷部周辺の皮質における体部位支配領域も縮小するが，障害された肢を用いるような運動学習が行われることでその支配領域は再構築される[1]．

大脳皮質における運動学習の神経回路

I. 運動皮質が運動学習に果たす役割

一次運動野（Brodmann 4野：電気刺激に対する閾値が低い，図2-1）は，錐体路を介して随意運動を制御する司令塔であり，顔，手，足などの身体の各部位を支配する固有の領域（体部位的局在）を有している．運動制御を担う運動皮質には，一次運動野のほかに，連合運動領野と呼ばれる運動前野（Brodmann 6野：電気刺激で腕を伸ばすというような協調運動が起こる），補足運動野（Brodmann 6野内側：電気刺激で両側性の運動が起こる），帯状運動野（Brodmann 24 c′野，23 c野：皮質内微小電極によってはじめて運動を誘発できる）が含まれる（図2-2 a）．これらの連合運動領野は，外界の状況や自らのパフォーマンスに関する情報を統合して，一次運動野に伝えるインターフェイスとしての役割を果たしている（図2-2 b）[3]．

1) 一次運動野（primary motor cortex）

一次運動野の皮質細胞には課題特異的に発火する細胞があり，その課題に必要な運動制御と，運動の記憶に関与する固有の神経細胞が存在する[4]．すなわち，特定のパフォーマンスを実行するために，その運動が強い筋収縮を必要とするのか，微細な運動を必要とするのかに応じて，運動に参加する筋をグループとして制御し，運動スキルの熟練とともにそれを記憶する．

2) 運動前野（premotor area）

運動前野では，視覚座標系から運動座標系への情報変換が行われており，機能的に背側と腹側に区分される．**背側運動前野**（dorsal premotor area）には運動の準備と視覚刺激に反応するニューロンが多く，たとえば，運動とは関係のない感覚入力（光刺激など）に対して，特定の運動を関係づける**連想学習**（associative learning）に関与している．一方，**腹側運動前野**（ventral premotor area）には，手で対象物を扱う際や顔の運動に反応するニューロンがあり，他者の動作や視覚情報をコードする**ミラーニューロン**（mirror neuron）（図2-3）[5]として，模倣に基づく**観察学習**（observation learning）に果たす役割が注目されている．

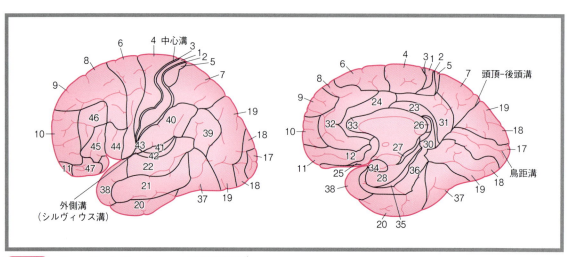

図2-1 ブロードマン Brodmann の大脳皮質[2]
数字は細胞構築学的に区分される野を示す．

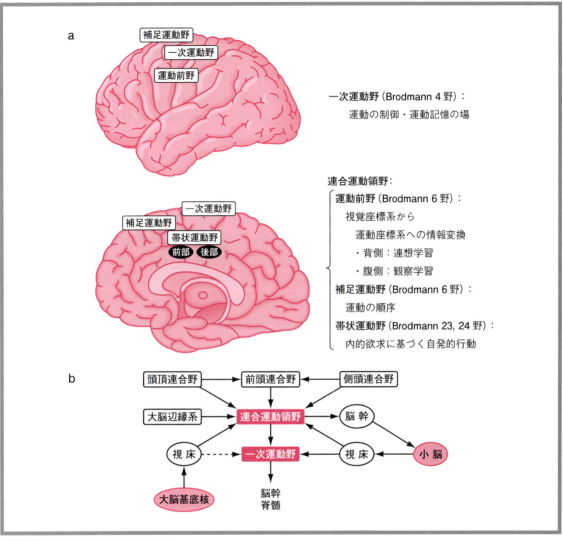

図 2-2　運動皮質の分布と関連
a. 運動皮質の分布とその役割　b. 運動制御に必要な脳回路[3]
連合運動領野は大脳連合野，大脳基底核，小脳から，運動発現・調節のための情報入力と運動出力の情報形式を一次運動野に伝えるインターフェイスの役割を担う．

3）補足運動野（supplementary motor area）

補足運動野とその前部に位置する**前補足運動野**（presupplementary motor area）における神経細胞の活動は，"インターバル選択的"であり[6]，運動そのものよりもむしろ運動の順序をコードしている．前補足運動野は，運動順序に関する時間的な型板（テンプレート）を形成し，補足運動野は，出力するべき運動順序を統合する．運動全体を見渡したうえでの順序学習に関する情報は，基底核から入力されていると考えられている．

4）帯状運動野（cingulate motor area）

帯状運動野は前部帯状回の認知領域に位置し，体部位局在をもって脊髄や赤核へ投射するとともに，運動関連領野と密接に連絡している．認知領域における Brodmann 24 a′, b′ 野には，視床を介して痛覚情報が達するほか，前部帯状回の情動領域には扁桃体からの豊富な入力があり，エラー

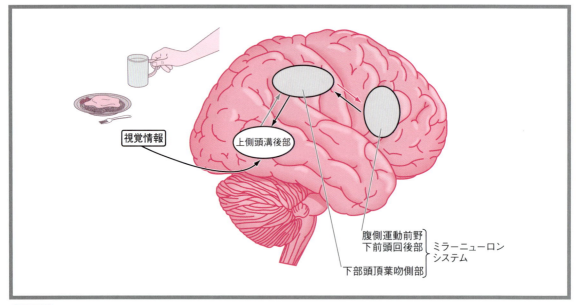

図 2-3 ミラーニューロンシステム
下前頭回後部と隣接する腹側運動前野は，下部頭頂葉吻側部とともに，他者の動作や視覚情報をコードするミラーニューロンシステム（mirror neuron system；MNS）として機能している．模倣のための高次視覚表象に関する情報は，上側頭溝（superior temporal sulcus；STS）後部から後頭頂皮質に入力されて，視空間情報が処理される．その情報は下部前頭葉に送られて，動作への変換がなされる．MNS は，口を開ける，つまむ，という動作そのものよりも，食べる，飲むなどの意図を有する動作をコードする．
運動の模倣コマンドは"efference copy"として STS に送り返されて，模倣のための動作のプランと観察された動作の視覚表現の比較が行われる[5]．これらの機構は，模倣に基づく観察学習（observation learning），メンタルリハーサル（視覚的に運動の実行をイメージする）の場として注目されている．

の検出や報酬への期待による動機付けに関わっている[7,8]（図 2-4）．

II．運動学習における大脳皮質の役割

運動学習は，目的とする運動スキルを習得することで得られる成果を認知し（**動機付け**），感覚フィードバックに基づいた運動の反復による初期学習を経て，最終的には無意識下でもその運動を正確に遂行できるようになることで完結する（automatization；自動化）．大脳皮質は，課題を認識し，自らのパフォーマンスを監視しながら，成功したときの喜びや，うまくいかなかったときのくやしさといった情動と，情報収集やその多面的処理・統合を同時並列的に実行する機能がリンクし，融合することによって，運動スキルを形態化している．それでは，運動学習の各段階で機能している代表的な皮質回路を理解しよう．

1）動機付け

運動学習は，運動スキルを習得することで得られる成果への期待によって動機付けられる．動物実験では，ジュースなどの"**報酬**"が動機付けに用いられる．報酬を得るために試行錯誤を繰り返しながら行動を修正していく強化学習に関与する神経機構として，報酬情報をコードするドーパミン入力を含んだ大脳皮質→基底核→視床→大脳皮質ループが重視されている（21 頁「大脳基底核」参照）．動機付けは情動との関係が深く，辺縁系を含んだループ回路（図 2-5）が重要な役割を担う[9]．前部帯状皮質は，扁桃体，腹側基底核，視床下部，眼窩前頭皮質との神経線維連絡に基づいて，長期的な報酬期待に関与すると考えられている．帯状回情動領域と密接な連絡をもつ眼窩前頭皮質は，行動や報酬関連情報の統合への関与は少なく，むしろ異なる報酬の相対的な動機付け，すなわち，過去の経験に基づいて不適切な応答を排

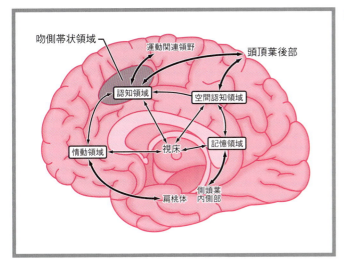

図2-4 帯状回の機能解剖

帯状回は機能的に4つの領域に区分される．
- 前部帯状回の情動領域は，扁桃体と密接に連絡して自律神経反応・本能行動を司る．
- 前部帯状回の認知領域は，視床からの痛覚情報を受け，運動関連領野と密接に関係して，運動の選択・監視を行う．
- 空間認知領域は，頭頂葉後部や前頭前野背側部と連絡し，空間認知に関するワーキングメモリに関与する．
- 記憶領域は，海馬を含む側頭葉内側部や前頭前野背側部と連絡し，脳梁膨大後領域はワーキングメモリ処理と長期記憶形成のインターフェイスとして機能するとされる．

Brodmannの6, 8, 24, 32野（図2-1参照）にまたがって機能的に統合された吻側帯状領域（rostral cingulate zone）は，パフォーマンスの監視・エラーの検出に関与する．

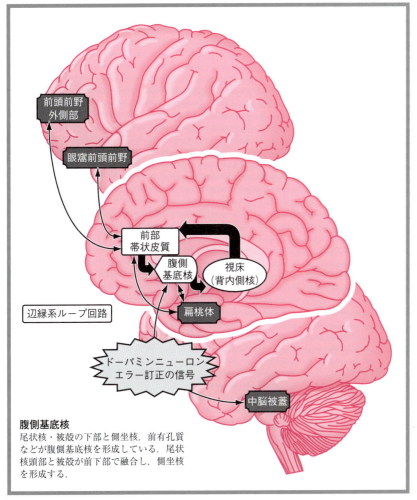

腹側基底核
尾状核・被殻の下部と側坐核，前有孔質などが腹側基底核を形成している．尾状核頭部と被殻が前下部で融合し，側坐核を形成する．

図2-5 前帯状回ループ回路

辺縁系を含む前帯状回ループ回路は，情動や動機付けに反応した運動の制御に深く関わっている．
報酬予測に反した事象は中脳ドーパミン系によってコードされ，基底核において評価された信号が吻側帯状領域（rostral cingulate zone）に運ばれてパフォーマンスの改善に利用される（強化学習）．

＜ゴールへ向けた行動（goal-directed behavior）の統合過程における中脳ドーパミン系と線条体の役割＞
- 中脳ドーパミン系：報酬予測に反した事象の検出に関与．
- 線条体：条件刺激の提示，強化刺激の前後の各段階において，報酬が得られるか否かに反応するとともに，報酬予測に関与[9]．

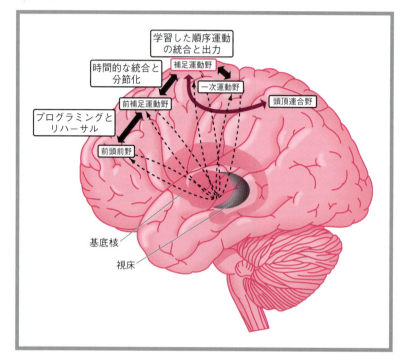

図 2-6 順序学習における顕在学習と潜在学習

顕在学習（explicit learning）では，教示内容（instruction）が海馬を含む側頭葉知覚連合野において知識として記憶されるとともに，顕在知識をもとに前頭前野でプログラミングされた運動が前補足運動野において時間的統合（temporal integration）あるいは分節化（chunking）され，運動順序のテンプレートが補足運動野において統合される。
一方，潜在学習（implicit learning）による順序学習では，その課題を繰り返すうちに，運動の時系列や分節化によるまとまりが意識されるようになり，最終的に前頭前野においてその順序が顕在化する場合がある．
これらに，複数の大脳皮質 – 基底核ループ回路（点線）が関わっている（21頁「I．大脳基底核」を参照）．
実際の運動療法場面で行われる運動学習では，顕在学習と潜在学習が同時に行われる場合が多く，また，学習が進むうちに両者がオーバーラップしてくる場合がある．

除する**意思決定**（decision-making）過程に関与する[10]．

2）時系列行動の学習
—— 顕在学習と潜在学習

　車の運転などの時系列行動の学習は，運動の順序を記憶してその手順を自動化する過程である．外側前頭前野は，一時的な情報の**記憶**（ワーキングメモリ；後述）と自分自身が行った応答の監視によって，**教示内容**（instruction）に準じた運動手順をプログラムする．前頭前野で計画された時系列行動の順序学習は，前補足運動野において進められる．すなわち，前補足運動野では，時系列情報に含まれる階層構造が同定され，各運動が要素ごとにグループ化されることで（chunking）[注2]（図 2-6）．運動順序の時間的な規則性が構築される．形成されたこの運動順序の型板（テンプレート）は，運動皮質である補足運動野において統合され，運動として出力される．一次運動野は，自動化されたパフォーマンスに必要な筋群の制御に関する運動プログラムを貯蔵する場となる．

　上記のように，運動手順などの規則が学習課題として明確に与えられ，学習者がそれを意識して課題を反復することで運動スキルを習得する方法を**顕在学習**（explicit learning）という．一方，課題における運動の規則性などに関する情報を知らずに，その課題を反復することでパフォーマンスを習得する方法を**潜在学習**（implicit learning）という（7頁，コラム「顕在学習と潜在学習」参照）．潜在学習で習得した学習の内容は言語化すること

注2）**分節化**（chunking）：スポーツや車の運転などでの時系列行動において，その階層構造を見出し，要素のまとまり（chunk：分節）として整理する過程を分節化という．たとえば，車の運転に際して，座席の位置合わせとミラーの調整は関連する動作としてまとめられ，ミラーを合わせてから座席をずらすと再度ミラー調整をしなくてはならなくなることを経験して，座席 – ミラーの順序で行われるようになる．このように，時系列情報に含まれる階層構造をみつけて分節化する過程は，順序学習において極めて重要である．さらに，電話番号を覚えるときに数字を関連づけたり，語呂合わせなどによって"chunking"することで，記憶容量を増やすことが可能となる．

2. 運動学習を支える神経機構

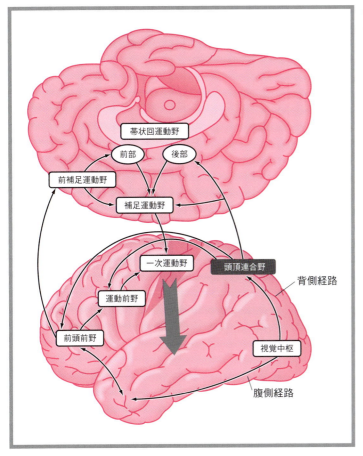

図 2-7 視覚情報の皮質内伝導[12]
視覚情報は Brodmann 6，9 野に向かう背側経路と 10 野に向かう腹側経路を介して，1 つのまとまった行為の発現に関与する．背側経路は，空間的位置（where）や動き（how）に関する情報を，腹側経路は，対象認知（what）や情動に関する情報を伝達する．

はできないが，課題を繰り返していくうちにその規則性に気付き，知識として顕在化してくる場合がある[6]．

3) パフォーマンスの監視とエラーの検出

運動学習において，自らのパフォーマンスを監視し，そこから得られる感覚情報と課題の目標との差をパフォーマンス・エラーとして検出する能力は，運動に修正を加えるうえで必須のシステムである．視覚運動追跡課題において，運動指標と自らが行ったパフォーマンスのずれの検出は，視覚情報処理に関わる両側頭頂葉，運動前野，吻側帯状回と小脳皮質が関与する[11]（8 頁，図 1-5 参照）．

図 2-7 は，後頭葉の**視覚領皮質**（Brodmann の 17 野）に達した視覚情報が，背側・腹側の 2 つの経路で前頭葉に送られる様子を示している[12]．背側経路は，**頭頂葉連合野**（Brodmann の 5，7 野）を介し，特に運動前野とのネットワークにおいて，状況に則した運動の企画（プログラミング）に貢献する（図 2-3 参照）．一方，腹側経路は，側頭葉前方域を介した**前頭前野**（Brodmann の 10 野）への投射において，情動を含めた情報処理が行われ，背側経路系において準備された可能性のある運動の候補をその場の状況に則した形で取捨選択する．同様に，聴覚情報の伝達においても，後連合野から前連合野への背側・腹側神経路が存在する．

Brodmann の 6，8，24，32 野（図 2-1 参照）にまたがって機能的に統合された**吻側帯状領域**（rostral cingulate zone）（図 2-4 参照）は，実行されたパフォーマンスによる成果を監視し，その

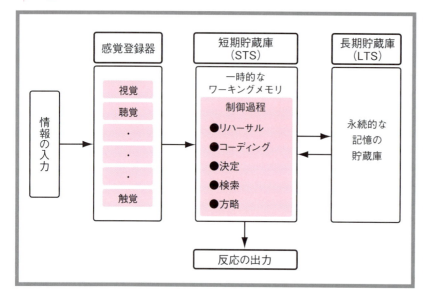

図 2-8 記憶の二重貯蔵モデル

Atkinson & Shiffrin は，感覚登録器を加えて二重貯蔵モデルを情報処理モデルとして1つに統合した．情報はまず感覚登録器に一時的に保持され，注意が向けられて選択された情報だけが短期貯蔵庫に一定時間保持される．そしてリハーサルを受けた情報は長期貯蔵庫へ転送され，永続的に貯蔵される．短期／長期の別は単に保持時間の違いというだけでなく，その機能や情報処理様式，それを担う解剖学的部位の違いが想定されている．
感覚登録器（sensory resister）
短期貯蔵庫（short-term store；STS）
長期貯蔵庫（long-term store；LTS）
(Atkinson & Shiffrin, 1971)[15]

応答に関する葛藤（conflict）やエラーの検出，予測に反した結果の情報処理に関与する[7]注3)．吻側帯状領域は，Brodmann の 46，9 野を中心とする前頭前野背外側部と強い神経線維連絡があり，同部の障害によって前頭葉後内側部のエラーに対する反応（**エラー関連陰性波**；error-related negativity）は異常を呈する[13]注4)．また，課題における順序の規則性を見出すために，顕在学習を行っている際のエラー関連陰性電位は，潜在学習におけるそれよりも大きい[14]．

4）記憶と運動学習

記憶のモデルは，ある情報を覚えて保持し，その内容を思い出すという，刺激と反応の連合（**S-R 理論**）過程に基づいた「記銘・保持・想起」という経過が想定される．しかし，この**記憶モデル**では，注意や体制化といった能動的処理を説明できない．これに対して，知識として構造化された**スキーマ**（schema）との照合によって記銘内容が変化し，学習が営まれるという認知理論が提唱された．その後，コンピュータの出現を背景に，「符号化（encoding）・貯蔵（storage）・検索（retrieval）」による情報処理に基づいて記憶が形成されるという**情報処理理論**が現代の記憶モデルの基本となっており，能動的な情報処理過程が定義づけられるに至った．

Atkinson & Shiffrin によって提唱された**二重貯蔵モデル**では，**感覚登録器**（sensory registers），**短期貯蔵庫**（short-term store），**長期貯蔵庫**（long-term store）が仮定され，外界からの情報や抽出された過去の経験などが感覚登録器に登録され，その情報のなかで**選択的注意**（selective attention）を向けられたものだけが短期貯蔵庫に移行し，そこでのリハーサル活動などによって長期貯蔵庫に保存されるという過程が想定されている（**図2-8**）[15]．

運動学習においても，課題の教示内容，課題に関わる経験，直前に行ったパフォーマンスに関する感覚情報などの記憶に基づいて情報が処理され，その結果として修正・統合された運動スキルが運動記憶として**固定**（consolidation）されるという過程をたどる．これらの情報処理に関わる記

注3）強迫神経症とうつ病における帯状回の活動：前部帯状回皮質はエラー検出，誤反応への葛藤と関与しており，強迫神経症では前部帯状回皮質の活動が強く，一方，うつ病患者では減少しているという．

注4）エラー関連陰性波（error-related negativity）：課題施行時の誤反応の後に脳波上で認められる陰性電位で，反応の監視，エラー検出，誤反応への葛藤などに関連する事象関連電位成分と考えられている．

憶が，脳のなかで出会い，融合したり，削り取られたりすることによって，洗練された運動スキルを形成するのである．

運動学習の記憶形成の過程において，その情報処理能力が高まるように誘導するための手法については次章で述べることとし，ここではワーキングメモリと運動記憶についてふれることとしよう．

(1) ワーキングメモリ（working memory；作業記憶）：ワーキングメモリとは，情報を保持しながら，それを処理する作業場であり，記憶するべき情報を一時的に書き留めておく「こころの黒板」である[16]．これまでみてきたように，運動手順を記憶しながら行う順序学習や，パフォーマンスを監視しながら運動に修正を加えていくスキル学習を進めていくには，情報を保持しながら同時並列的にそれを処理する機能が必要不可欠である．前頭前野は，ワーキングメモリを司る代表的な皮質とされるが，頭頂葉，側頭葉，帯状回皮質や辺縁系，さらに大脳基底核，小脳を含む脳全体の活動が，ワーキングメモリの機能に関与している[12]．

(2) 短期記憶から長期記憶へ：入力された感覚情報はワーキングメモリに一時的に書き留められるが，情報処理が終了すれば消失してしまう．しかし，セラピストからのフィードバックやエラーとして抽出された特定の感覚情報は，短期記憶として貯蔵される．前頭頭頂葉皮質および帯状回皮質[17]は，学習者自身の選択的注意が向けられた感覚情報の短期記憶形成に関与する．これらに基づいた運動指令の書き換えと運動の反復によって，運動記憶が形成されるのである．長期記憶は，言語などによって表現することが可能な顕在記憶（宣言的記憶）と，表現することができない潜在記憶（手続き記憶）とに分類され，運動記憶は後者に属している．自動化した運動記憶は，小脳，基底核，運動皮質などに貯蔵されると考えられている[18]．

大脳皮質——皮質下回路と運動学習

運動制御・学習には，2つの重要な**大脳皮質-皮質下回路**が機能している（9頁，図1-7参照）．1つは，運動を遂行するうえでの順序や運動の組み合わせを制御する基底核回路であり，もう1つは，大脳皮質からの情報と運動に関する末梢からの感覚情報を統合し，運動を適正化する小脳回路である．運動皮質のなかで，補足運動野は脳内に収められている情報に基づいた運動（internally guided movements）の発現に，運動前野は視覚情報に基づいた運動（externally guided movements）に関与し，前者は大脳基底核と，後者は小脳と，密接に関係している．

Ⅰ．大脳基底核

1）大脳基底核の神経回路

大脳基底核は，大脳深部に位置する尾状核と被殻（両者を線条体と呼ぶ）および淡蒼球，視床下核と中脳に存在する黒質で構成される．さらに淡蒼球は内節と外節に，黒質は緻密部と網様部に区分される（図2-9）．大脳基底核系は，皮質全域と神経回路を形成し，大脳皮質から出力されるさまざまな指令を整理して，行動に必要な運動を機能的に選択する役割を果たしている．その神経回路を理解するには，入力部（線条体），修飾部（黒質緻密部および淡蒼球外節と視床下核），出力部（淡蒼球内節と黒質網様部）に分けてとらえるとわかりやすい．

(1) 入力部

尾状核，被殻およびその腹側に位置する側坐核は，大脳皮質の全域ならびに視床，辺縁系，扁桃体から興奮性入力を受けている．側坐核を含む線条体は，入力を受ける部位によって3つの領域，すなわち，

a．運動野，運動前野，感覚野からの投射を受ける**感覚運動領野**（sensorimotor sector）
b．前頭葉，側頭葉，頭頂連合野からの投射を

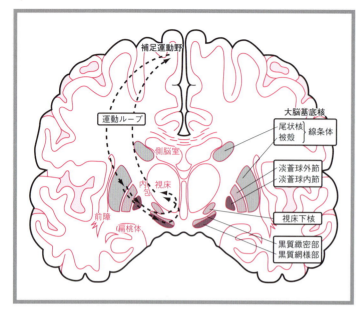

図 2-9 大脳基底核と運動ループ回路
皮質から線条体への投射は領域ごとにまとまっており，線条体は機能的に3つの領域に区分される．
1. 背外側部の感覚運動領野（sensorimotor part）；運動ループ（上記）
2. 内側部の連合領野（cognitive part）；背外側前頭前野ループ，眼球運動ループなど
3. 腹外側部の辺縁領野（emotional/motivational part）；前帯状回ループ（図 2-5 参照）

大脳基底核には直接の感覚入力はなく，運動を遂行するうえでの文脈（context）を制御する．

受ける**連合領野**（associative sector）
c．海馬，扁桃，傍海馬，眼窩前頭皮質からの投射を受ける**辺縁領野**（limbic sector）

に分類され，複数の大脳皮質-大脳基底核-視床-大脳皮質ループ回路が機能している（図 2-5, 6, 9 参照）[19]．図 2-10 [20] は，線条体の投射ニューロンである中型有棘細胞（medium-sized spiny neuron）[20] である．棘（spine）の頭部に入力された情報が，中脳ドーパミンニューロンやコリン作動性介在ニューロンの影響を受けて出力される解剖学的特徴に注目しよう．

(2) 修飾部と出力部

黒質緻密部および中脳腹側被蓋野におけるドーパミン細胞は，線条体の投射ニューロンである中型有棘細胞の細胞体に近接してシナプスを形成し，その出力を修飾している（図 2-10）．出力部である淡蒼球内節/黒質網様部の神経活動は，高頻度（60～100 Hz）の持続性発射に特徴づけられる[21] 注5)．その出力はGABA作動性で，視床や脚橋被蓋核，上丘に抑制性に作用している．

2) 運動学習における大脳基底核の役割

運動制御における大脳基底核の役割は，大脳皮質で計画された運動プログラムに基づいて，**必要とされる運動**（desired movement）を促通し，不要な運動を抑制することである[22]．すなわち，運動の速度や力などの運動学的パラメータの設定には関与せず，学習された運動の順序を自動的に遂行すること[23]（24頁，コラム「系列反応時間課題」参照）や運動プログラムの抽出ならびにそれらの切り換えを行っており[24]，外界の手がかりに応じた適切な運動を，経験を通じて選択していく**条件付運動学習**（conditional motor learning）に関与する[25]．

その解剖学的・神経生理学的特徴は，第1に複数の大脳皮質—大脳基底核回路が存在し，運動学習においてもそれらが独立して機能すること[26,27]，第2にそれらは，快/不快という情動信号をもたらすドーパミン入力，ならびにコリン作動性介在ニューロン 注6) による修飾作用を受けることである．

注5）黒質緻密部のドーパミン作用が低下すると，視床から皮質への興奮性出力が減弱し，その結果として運動は緩徐化する（bradykinesia）．また，黒質緻密部のドーパミン神経は，注意・定位行動に深くかかわっており，すなわち，運動と認知/行動の関係において，ドーパミンは「門番的役割」"gating role" として機能している．

2. 運動学習を支える神経機構

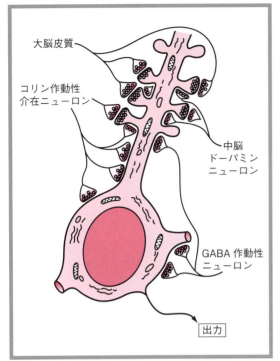

図 2-10 中型有棘細胞（medium-sized spiny neuron）

線条体の投射ニューロンである中型有棘細胞（medium-sized spiny neuron）へは，皮質全体からの入力に加えて，視床，辺縁系，扁桃体から興奮性入力がある．
皮質，扁桃体からの興奮性入力の終末は棘（spine）の頭部に，黒質緻密部および腹側被蓋野からのドーパミン入力は棘の頸部（spine neck）あるいは樹状突起柄部（dendritic shaft）に，近接する有棘細胞や線条体介在ニューロンの終末は樹状突起の近位部に位置する．これらは，皮質からのグルタミン入力がドーパミンニューロンやコリン作動性ニューロンの修飾を受けてから出力される現象を解剖学的に支持している．

(1) 運動学習における大脳皮質―大脳基底核回路の役割

大脳基底核が運動学習に果たす機能の特徴の1つは，複数のループ回路による運動関連情報の並列的処理である．たとえば，はじめての相手に電話をかける際には番号を視覚的に確かめながら押すが，何度も電話をかけているうちに，ワーキングメモリに保持された記憶のリハーサルによって，空間座標が運動順序の座標として記憶され，番号を見なくても押せるようになる．このように，学習の初期においては，前頭前野／頭頂葉連合野から尾状核を介して前頭前野に投射する前頭前野ループ（視覚ループ）が視覚情報を処理して運動を出力するが，その運動順序が運動座標でコードされ，リハーサルが繰り返されると，補足運動野から被殻を介して補足運動野へ投射する運動ループによる運動出力へ置換されると考えられている[32]．

代表的な大脳皮質―大脳基底核回路の運動学習における役割は，

・感覚運動領野を介するループ回路：一定の行動様式の自動化と運動技能の潜在記憶学習
・連合領野を介するループ回路：新しい指示や報酬に関する情報の記憶，課題解決，運動の選択
・辺縁領野を介するループ回路：情動や恐怖に関する情報に基づいた動機付けや報酬刺激に対する運動パターンの学習

などである[33]．

(2) 運動学習におけるドーパミンの役割

線条体の投射ニューロンである中型有棘細胞におけるシナプス可塑性の発現が，海馬や小脳，大脳皮質における可塑性と明らかに異なる点は，その誘導にドーパミン受容体の活性化を必要とする点である．中脳ドーパミン細胞の神経活動は，予期しないときに報酬が与えられると増加し，報酬が与えられることが予測できる場合には持続的に活動し，予測された報酬が得られなかった場合には減少する[34]．これらはドーパミン細胞が，強化信号として報酬をコードするだけでなく，報酬の予測誤差情報を伝達する機能をも担うことを示している．大脳基底核は，ある行動を行うことによってどのような成果が得られるかを予測（prediction）し，その成果と予測とが一致するようになるまで運動を変化させ，そして習得された運動

注6）線条体コリン作動性介在ニューロンは，主に予測していない刺激に対してその持続性活動を休止する形で応答し[28]，それはドーパミン依存性であること[29]，コリン作動性ニューロン自体のシナプス可塑性が関与する可能性があること[30]が示され，運動学習において中脳ドーパミン細胞と本質的に同様の機能を有することが示唆されている[31]．

理論編

> **Column** 系列反応時間課題：serial reaction time task
> ——系列学習における潜在学習効果の評価
>
> 視覚情報をもとに運動の手順を学習する視覚運動性手続き記憶の評価法に，系列反応時間課題がある．被験者は，パソコンのモニター上に提示された4つの箱のうちの1つに星印が現れたら，それに対応するボタンをできるだけ速く押すという課題を行う．誤ったボタンが押されても，正しいボタンが押されるまでは星印は消えず，その誤反応と反応時間が記録される．
>
> たとえば100回の連続刺激を1試行として，練習後に第1試行目はランダムに提示される．その後の第2〜5試行は，10回ごとに一定の系列（たとえばボタンを左から1-4と番号をふるとしたら，3-1-4-2-4-3-1-2-4-3というように）で試行させる．すると，この系列を学習し，反応時間の短縮と誤反応の回数が減少する．最後（第6試行目）に，またランダムな系列でボタン押し課題を行わせ，反応時間や誤反応が増えれば，第2〜5試行における系列学習が確認できる．このとき重要なのは，被験者が10回ごとの系列に気付いていたかどうかで，気付いていなければ潜在学習による学習効果とみなすことができる．この系列反応時間課題における学習効果は，線条体-黒質系，小脳，前頭前野，補足運動野などの損傷で低下する．
>
> （長谷公隆）

を記憶・再現する運動学習，すなわち強化学習[注7]に基づく運動学習に関与する[35]．線条体ニューロン[注6]は，感覚手がかりのもつ報酬価値の大小によって放電頻度を増大・減少させ，望ましい選択肢への意思決定（decision-making）とその行動発現に従事している．

II．小脳

1）小脳の神経回路

小脳は，機能的に**脊髄小脳**（虫部と小脳半球中間部[注8]），**皮質小脳**（小脳半球外側部）および**前庭小脳**（片葉小節葉）に分けられる．これらはそれぞれ異なる部位からの情報を処理して，協調運動や姿勢調節に関与している．小脳の出力細胞である**プルキンエ細胞**には，視覚，聴覚，深部感覚などのさまざまな感覚入力があり，小脳では，それらの情報に基づいた無意識下での運動の円滑化・適正化，すなわち，「**潜在学習**」が行われる[36]．近年では，運動以外の高次認知活動への小脳の関与が明らかとなってきており[37]，運動学習における小脳の役割を考えるためには，大脳-小脳連関の機能解剖をよく理解する必要がある．それでは，運動学習に関連する大脳-小脳連関について整理しておこう．

(1) 脊髄小脳と皮質小脳

① 小脳への入力（図2-11）

小脳前葉の広い領域を占める脊髄小脳へは，脊髄小脳路（苔状線維）を介して四肢・体幹からの意識にのぼらない深部感覚情報が入力されるとともに，虫部には視覚・聴覚などの情報が，小脳半球中間部には大脳皮質からの情報が入る．

一方，新小脳にほぼ相当する小脳半球外側部，

注7）強化学習とは，試行錯誤によってさまざまな試行を試しながら，より良好な結果を得るための出力を決定することであり，その学習過程で得られる報酬は正の強化信号（reinforcement signal），失敗したときの罰は負の強化信号となる．ドーパミン細胞はエラー訂正のためのTD（temporal difference）信号を提供する役割を担っている．

注8）小脳半球中間部からの下行性出力は，中位核・対側赤核を経由して，赤核脊髄路として交差して屈筋運動に関与する．小脳半球外側部からの下行性出力は，橋網様体脊髄路を経て四肢伸筋，体幹筋の運動に関与し，筋緊張や反射を調節する．

2. 運動学習を支える神経機構

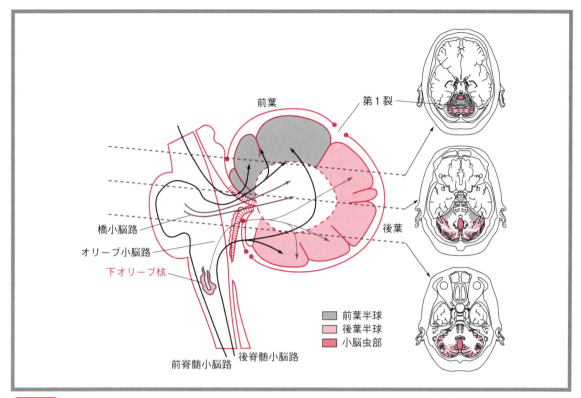

図 2-11 小脳への感覚情報の入力経路

脊髄からの深部感覚情報は，大部分が下小脳脚内を通り，ごく一部が上小脳脚内を通って，前葉の広い領域に投射し，姿勢保持・調節に関与する．橋核からの求心性入力（苔状線維）は中小脳脚を経由して小脳半球皮質に投射する．小脳半球の病変では，協調運動障害（asynergia），測定障害（dysmetria），運動の分割（decomposition）が起こる．オリーブ小脳路を介する登上線維入力は，虫部・半球部に帯状に投射する．

手続き学習において，新しい課題における運動のタイミングなどの習得段階では，両側小脳後葉半球部―連合皮質（右側頭葉内側部など）―大脳基底核前部のループ（視覚座標系）が機能し，一方，課題に習熟した段階での運動実行系として，右小脳前葉外側部―運動関連皮質（左補足運動野など）―大脳基底核中央および後部のループ（運動座標系）が関与する．

すなわち皮質小脳には，橋小脳路（苔状線維）を介して一次運動野，運動前野，一次体性感覚野などの大脳皮質情報（皮質橋路）が入力される．これらは，脊髄および橋核，三叉神経核，前庭神経核，網様体などの「小脳前核」と呼ばれる脳幹諸核からの**苔状線維**（mossy fiber）による興奮性入力である．苔状線維から入力を受けた小脳の顆粒細胞の軸索は，上行してT型に二分し，**平行線維**（parallel fiber）となってプルキンエ細胞の扇状に広がる樹状突起に興奮性入力をもたらしている（図 2-12）．

以上の入力に加えて，下オリーブ核から下小脳脚を経て対側小脳皮質全域に投射する登上線維入力がある．

② 小脳からの出力

虫部・小脳半球中間部プルキンエ細胞からの上行性出力は，小脳核である室頂核・中位核を経由して視床外側腹側核に送られて一次運動野に投射する．小脳半球外側部からの上行性出力は，歯状核・視床外側腹側核を経由して一次運動野，運動前野腹側を中心とした運動関連領野，前頭前野に投射している（図 2-13 b 参照）．また，小脳赤核路を経て赤核オリーブ路を下行した線維は，下オリーブ核を介して小脳皮質外側部にフィードバックする．

(2) オリーブ小脳路

運動前野腹側および前頭前野などの大脳皮質，脊髄，および小脳核からの運動に関連する感覚情

理論編

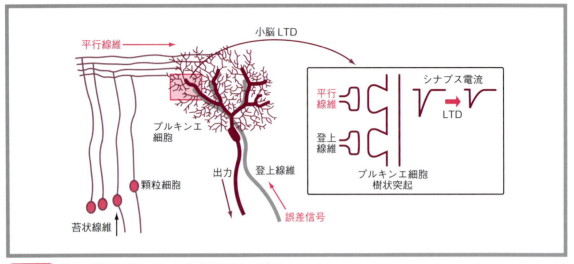

図 2-12 記憶・学習に関わるシナプス可塑性のモデル

プルキンエ細胞は，下オリーブ核から興奮性の登上線維（climbing fiber）入力を受け，顆粒細胞は，脊髄および橋核，三叉神経核，前庭神経核，網様体などの「小脳前核」と呼ばれる脳幹諸核から，興奮性の苔状線維（mossy fiber）入力を受ける。
顆粒細胞の軸索は上行してT型に二分し，平行線維（parallel fiber）となってプルキンエ細胞の扇状に広がる樹状突起に興奮性入力をもたらす（simple spike：単純スパイク）。
登上線維の発火は，運動時においても1 Hz程度であるが，出力細胞であるプルキンエ細胞に極めて大きな興奮性シナプス後電位をもたらし（complex spike：複雑スパイク），平行線維─プルキンエ細胞シナプスの伝達効率に長期的に影響する。登上線維が伝える誤差には，運動の結果として起こる「結果誤差」，系の内部で生じる「予測誤差」や「初期誤差」がある[35]。

報は，下オリーブ核を経由して小脳皮質全域の帯状に伸びた領域に投射される。この下オリーブ核からの**登上線維**（climbing fiber）によるプルキンエ細胞への入力は強力であり，さまざまな感覚信号をプルキンエ細胞に供給している**平行線維**（parallel fiber）のシナプス伝達効率を持続的に抑制するのが**長期抑圧**（LTD；long-term depression）（**図 2-12**）である。この登上線維入力は，小脳に誤差信号を伝達する役割を担っており，運動学習において重要な役割を果たすと考えられている。

2）運動学習における小脳の役割

実行された運動の軌道や結果に関する情報は，**感覚情報**（sensory consequences；SC）として中枢神経系にフィードバックされる。このフィードバックされた感覚情報"SC"が，意図していた感覚情報"predicted-SC"と異なる場合，目的とするパフォーマンスを実現するためには，その誤差を修正して運動指令を書き換えるシステムが必要となる。小脳は，課題を繰り返す間にSCにおける誤差を検出して，**長期抑圧**（LTD）に基づいてその誤差を減少させる「誤差学習」を行う場と位置付けられている[36]。

ある運動指令に基づいて行われた運動が，計画していた運動の通りにできたか否かの照合は，

・運動指令を表す信号がコピーされ（efference copy），それに基づく運動のモデル[注9]が記憶されていること（**フォワードモデル**：forward model）
・その結果として得られるはずの感覚情報が予測

注9）順モデルと逆モデル；小脳の神経回路には，意図していたパフォーマンスと実際の運動出力との誤差を検出するために，他のシステムの動特性をコピーしたモデルが形成されると考えられている。この運動のモデルを内部モデル（**図 2-13** におけるフォワードモデル）と称し，順モデルと逆モデルが想定されている。すなわち，「ある運動指令がどのような動作を引き起こすか」（順モデル）あるいは「ある動作を行いたいときに，どのような運動指令を出せばよいか」（逆モデル）[38]を誤差信号に基づいて学習することで，感覚フィードバックに頼らずとも早くて正確な運動制御が可能となる。Kawatoら[39]は，「フィードバック誤差学習スキーマ」という学習モデルにおいて，小脳を感覚情報に基づいた運動学習の場として位置付けている。

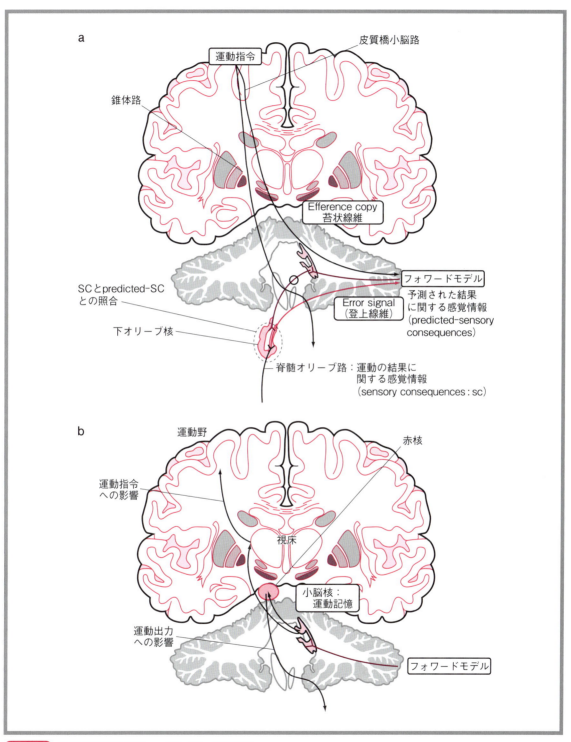

図 2-13 小脳での運動学習——フォワードモデル

されていること（predicted-SC）
・実際に行われた運動の結果としてもたらされた感覚情報が予測していたものと比較されて，"エラー"シグナルが新たなフォワードモデルを形成すること

に基づいている（図2-13）[38]．

(1) 運動学習における大脳-小脳連関

運動皮質からの運動指令は，錐体路を介して出力されると同時に，皮質橋小脳路を介して運動指令の信号が小脳半球にコピーされる（efference copy）．このコピーされた運動指令が実現されることで，得られるはずの**感覚情報**（predicted-SC）は，小脳核から下オリーブ核に送られる．一方，実際に出力された運動に由来する感覚情報は，脊髄オリーブ小脳路によって下オリーブ核に伝達され，ここで意図した運動と実際の運動に関する感覚情報が照合される（図2-13a）．その結果として検出された誤差信号が登上線維を介して小脳にフィードバックされると，苔状線維を経由した平行線維-プルキンエ細胞シナプスの伝達効率が長期抑圧を受けて，コピーされた運動のモデルが書き換えられる．それは，視床を介して運動皮質にフィードバックされるとともに，赤核脊髄路を介して運動出力に関与する（図2-13b）．

(2) 運動学習における小脳の役割

意識にのぼらない深部感覚情報を受ける小脳前葉は運動実行系として機能し，自転車に乗る，スキーを滑る，という無意識的な運動スキルの習得（手続き学習）に関与する．課題に慣れた段階において運動スキルを自動化する役割を担っており，両手協調動作課題においても右小脳前葉（外側）は運動記憶の場として考えられている[40]．

両側小脳半球外側部は，随意的・意図的に行う単一の運動要素を円滑なる複合運動として組み立てる役割を担い，その障害によって運動の分割（decomposition）が起こる．予期しない感覚刺激に対して実行中の運動を制御する役割を果たし（左半球優位），新しい課題のなかで運動のタイミングなどを獲得する段階に機能する[41]．

(3) 高次脳機能；小脳の関与

近年，前頭前野（Brodmann 9, 46野）から歯状核への投射が明らかにされ[42]，行動のゴールのような**抽象的事象**（abstract term）に関する活動関連情報の処理に関与すると考えられている．また，視床を中継した小脳出力は前頭前野に達しており，遂行機能やワーキングメモリとの関連が指摘されている．小脳障害に起因する認知・情動障害や自閉症，学習障害児にみられる小脳病変など，運動実行系にのみならず，高次脳機能を司る神経回路として，小脳における学習障害をとらえる必要性がでてきている．

感覚運動学習

感覚情報を処理し，運動制御様式を形成していく過程における神経学的あるいは構造学的基盤を検証する研究では**感覚運動学習**（sensorimotor learning）という名称が用いられている．パフォーマンスを反復するなかでもたらされるさまざまな感覚情報は，大脳皮質-皮質下回路において同時並行的に処理され，運動スキルとして記憶されていく．その過程では，適応（adaptation），使用依存的可塑性（use-dependent plasticity），スキル学習（skill learning）が機能し，学習時に処理される情報の特性に応じたエラー学習，使用依存性学習，学習の初期段階で機能する顕在学習，そして報酬に基づく強化学習が運動学習を推し進める（図2-14）[43]．運動課題における感覚情報の形式やそれらの情報処理にかかわる脳機能が，運動学習の過程にどのように関与するかを理解できるので，運動スキルの特性に応じた課題設定や運動学習の神経機構の障害への対応を検討するうえで有用である．

2. 運動学習を支える神経機構

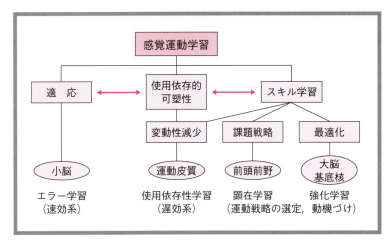

図2-14 感覚運動学習[43]
感覚運動学習はエラー学習に基づく適応，使用依存性学習に基づく可塑性の誘導，課題戦略の選定や最適化によるスキル学習によって推し進められる．

学習曲線の構造

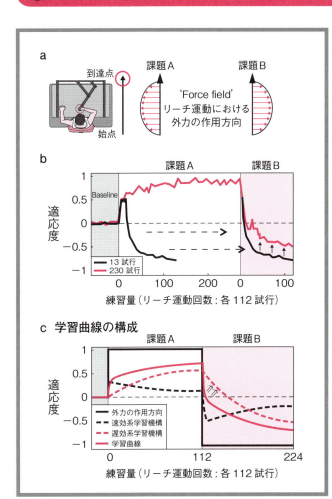

本節の最後に，運動学習の効率を考慮するうえで必要となる学習曲線について，神経機構の観点から理解しておこう．練習に伴うパフォーマンスの改善は，エラーの減少や精度の向上として表される．図2-15[44]は，一定の外力に逆らいながら，前方にある目標へリーチする運動を反復した際の適応過程を，縦軸にリーチ運動におけるぶれの改善度（適応度），横軸にパフォーマンスの試行回数（練習量）をとっ

図2-15 'Force field' におけるリーチ運動の学習曲線
始点から到達点までの進行方向に対して垂直に外力が加わっている 'Force field'（a-ピンク色矢印）においてリーチ運動を行う練習では，最短距離で到達点へ達することができる（適応度=1あるいは-1）ように，試行を重ねることで適応が図られる．その学習においては，速効系（c-黒の破線）と遅効系（c-ピンク色の破線）が機能するモデルが想定されており，両者の総和が学習曲線（c-ピンク色の実線）となる．
試行回数が少なければ，作用している外力が反対方向に切り替えられても，'Force field' への適応が即座に図られる（b-黒の学習曲線）が，試行を重ねることで遅効系学習機構に運動スキルが記憶されると，外力の作用方向の変化に対する適応は遅延する（b-黒の課題Bにおける学習曲線を平行移動した際のピンク色の学習曲線との差；→の部分）．これは遅効系に記憶された運動スキルの影響による（c-⇒の部分）．
文献44）より改変引用

29

て表した学習曲線の典型例である．右側から左側へ向かう外力に適応する練習による改善度をプラス側に，左側から右側への外力に逆らう練習での改善度をマイナス側に表示している．右側からの外力に適応する練習の後に，腕に加わる外力の向きを左側からの外力に切り換えた場合，適応の改善度が鈍くなり，それは右側からの外力に対する練習を多くしているほど顕著になる．このように，事前に行った運動学習の効果が次に行う運動学習の効果に影響を及ぼす現象を**順行性干渉**（anterograde interference）という．

順行性干渉は，事前に行った練習量が少なければ弱く，事前の練習量が多いと強くなる（図2-15 b）．この現象は，学習速度が速い機構と遅い機構の存在によって説明される[44]．速効性の学習機構は，新たな課題に対して運動制御の様式をすぐに切り換えることができるのに対して，遅効性の学習機構は，学習記憶に優れており，このため外力の方向が切り換わっても記憶された運動制御の影響を持ち越してしまう（図2-15 c）．この遅効性学習機構に形成された運動記憶が順行性干渉をもたらすのである．前者には宣言的記憶（declarative memory）が関与し，小脳，前頭前野等が機能する一方で，後者には運動皮質が関与すると考えられている．近年では，速効性と遅効性の2つだけでなく，複数の機構が関与して学習曲線が形成されている可能性が示唆されている．

一方，課題Aを練習した後に異なる課題Bを行うと，課題Aで練習した学習効果が損なわれる現象を**逆行性干渉**（retrograde interference）という（図2-16）．練習した運動スキルの記憶を固定（consolidation）するのには時間を要するため，運動記憶として固定される前に異なる運動スキルの学習をすると，課題Aの学習効果が失わ

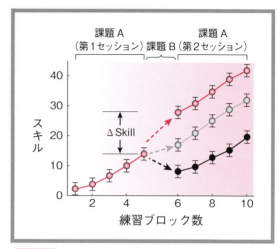

図2-16 逆行性干渉とオフライン学習

課題Aの練習後に課題Bを行ったときに課題Aの学習効果が失われることを逆行性干渉（retrograde interference）という（黒色）．逆行性干渉によって失われる学習効果は約10〜20％とされる．
課題Aの後に課題Bを実施するまでに数時間（4〜6時間）の間隔を設ければ逆行性干渉を受けにくくなる（グレー色）．
さらに，時間をあけてから課題Aを実施するとスキルの向上が得られる場合があり，これをオフライン学習という（ピンク色）．

れてしまう可能性がある[注10]．課題Aの運動記憶が固定されるように，数時間の間隔をおいてから課題Bを実施すれば，逆行性干渉の影響は受けにくくなる．逆に，運動スキルの練習後に時間をおくとパフォーマンスの向上が得られる場合がある．これを**オフライン学習**という[注11]．したがって，運動療法場面で習得できていた運動スキルの**carry-over**（33頁，図3-2参照）が得られなければ，病棟などでその運動課題に関連するような動作を禁止して学習を妨げる感覚ノイズ（sensory noise）を排除し，時間をあけてから目的とする運動スキルを学習するための課題を反復する学習スケジュールが考慮される．

注10）逆行性干渉による学習効果の損失はそれほど大きなものではなく，10〜20％程度と報告されている．
注11）注意を要するような顕在学習や学習者が運動スキルの構造を理解しているような場合には，睡眠をとることでオフライン学習効果が得られる．一方，潜在学習におけるオフライン学習は睡眠よりも時間が重要になる[45]．

文献

1) Nudo, RJ. et al : Role of adaptive plasticity in recovery of function after damage to motor cortex. *Muscle Nerve* **24**：1000-1019, 2001.
2) 大地陸男：生理学テキスト．第7版，文光堂，2013.
3) 丹治　順：脳と運動――アクションを実行させる脳．共立出版，1999.
4) Ivanco, TL. et al : Morphology of layer3 pyramidal neuron is altered following induction of LTP in sensorimotor cortex of the freely moving rat. *Synapse* **37**：16-22, 2000．
5) Iacoboni, M. et al : The mirror neuron system and the consequences of its dysfunction. *Nature Rev Neurosci* **7**：942-951, 2006.
6) Ashe, J. et al : Cortical control of motor sequences. *Curr Opin Neurobio* **16**：213-221, 2006.
7) Ridderinkhof, KR. et al : The role of the medial frontal cortex in cognitive control. *Science* **306**：443-447, 2004.
8) 設楽宗孝：帯状皮質における動機づけ・報酬期待の情報処理機構．*Clin Neurosci* **23**：1236-1240, 2005.
9) Hollerman, JR. et al : Involvement of basal ganglia and orbitofrontal cortex in goal-directed behavior. *Prog Brain Res* **126**：193-215, 2000.
10) Damasio, AR. et al : Descartes's error and the future of human life. *Sci Am* **271**：144, 1994.
11) Grafton, ST. et al : Neural substrates of visuomotor learning based on improved feedback control and prediction. *NeuroImage* **39**：1383-1395, 2008.
12) 川村光毅：脳と精神――生命の響き．慶應義塾大学出版会，2006.
13) Gehring, WJ. et al : Prefrontal-cingulate interactions in action monitoring. *Nat Neurosci* **3**：516-520, 2000.
14) Rüsseler, J. et al : Human error monitoring during implicit and explicit learning of a sensorimotor sequence. *Neurosci Res* **47**：233-240, 2003.
15) Atkinson, RC, et al : The control of short-term memory. *Sci Am* **225**：82-90, 1971.
16) 三村　將・他：ワーキングメモリをめぐる最近の動向．リハ医学 **40**：314-322, 2003.
17) Barbas H : Connections underlying the synthesis of cognition, memory, and emotion in primate prefrontal cortices. *Brain Res Bull* **52**：319-330, 2000.
18) Krakauer, JW. et al : Consolidation of motor memory. *Trend Neurosci* **29**：58-64, 2006.
19) Groenewegen, HJ. et al : The basal ganglia and motor control. *Neural Plast* **10**：107-120, 2003.
20) Kelley, AE. et al : Glutamate-mediated plasticity in corticostriatal networks : role in adaptive motor learning. *Ann N Y Acad Sci* **1003**：159-168, 2003.
21) Rothwell, J. : Control of human voluntary movement. 2nd ed, Chapman Hall, London, 1994.
22) Mink, JW. : The basal ganglia; focused selection and inhibition of competing motor programs. *Prog Neurobiol* **50**：381-425, 1996.
23) Marsden, FA. et al : The functions of the basal ganglia and the paradox of stereotaxic surgery in Parkinson's disease. *Brain* **117**：877-897, 1994.
24) Hikosaka, O. et al : Central mechanisms of motor skill learning. *Curr Opin Neurobiol* **12**：217-22, 2002.
25) Wise, SP. et al : Arbitrary associations between antecedents and actions. *Trends Neurosci* **23**：271-276, 2000.
26) Alexander, GE. et al : Parallel organization of functionally segregated circuits linking basal ganglia and cortex. *Ann Rev Neurosci* **9**：357-381, 1986.
27) Middleton, FA. et al : Basal ganglia output and cognition; evidence from anatomical, behavioral, and clinical studies. *Brain Cogn* **42**：183-200, 2000.
28) Ravel, S. et al : Reward unpredictability inside and outside of a task context as a determinant of the responses of tonically active neurons in the monkey striatum. *J Neurosci* **21**：5730-5739, 2001.
29) Aosaki, T. et al : Effects of the nigrostriatal dopamine system on acquired neural responses in the striatum of behaving monkey. *Science* **265**：412-415, 1994.
30) Suzuki, T. et al : Dopamine-dependent synaptic plasticity in the striatal cholinergic interneurons. *J Neurosci* **21**：6492-6501, 2001.
31) Zhou, FM. et al : Cholinergic interneuron characteristics and nicotinic properties in the striatum. *J Neurobiol* **53**：590-605, 2002.
32) 中原裕之・他：順序動作の学習の脳内ネットワーク．脳の科学 **22**：1075-1085, 2000.
33) Brooks, DJ. : Imaging basal ganglia function. *J Anat* **196**：543-554, 2000.
34) Schultz, W. et al : A neural substrate of prediction and reward. *Science* **275**：1593-1599, 1997.
35) Schultz, W. et al : Changes in behavior-related neuronal activity in the striatum during learning. *Trend Neurosci* **6**：321-328, 2003.
36) 伊藤正男：小脳研究の展望――過去・現在・未来．*Brain Med* **19**：7-12, 2007.
37) 谷脇考恭・他：小脳と高次脳機能――小脳の機能．分子精神医学 **7**：37-44，2007.
38) Ramnani, N. : The primate cortico-cerebellar system : anatomy and function. *Nature Rev Neurosci* **7**：511-522, 2006.
39) Kawato, M. et al : The cerebellum and VOR/OKR learning models. *Trends Neurosci* **15**：445-453, 1992.
40) Puttemans, V. et al : Changes in brain activation during the acquisition of a multifrequency bimanual coordination task: from the cognitive stage to advanced levels of automaticity. *J Neurosci* **25**：4270-4278, 2005.
41) Matsumura, M. et al : Role of the cerebellum in implicit motor skill learning : a PET study. *Brain Res Bull* **63**：471-483, 2004.
42) Middleton, FA. et al : Cerebellar projections to the prefrontal cortex of the primate. *J Neurosci*：700-12, 2001.
43) Krakauer JW, et al : Human sensorimotor learning: adaptation, skill, and beyond. *Curr Opin Neurobiol* **21**：636-644, 2011.
44) Sing GC, et al : Reduction in learning rates associated with anterograde interference results from interactions between different timescales in motor adaptation. *PLoS Comput Biol* **6**：19, 2010.
45) Gudberg C, Johansen-Berg H : Sleep and Motor Learning : Implications for Physical Rehabilitation After Stroke. *Front Neurol* **24**：241, 2015.

（長谷公隆）

3. 運動療法で展開される運動学習の戦略

　運動療法がリハビリテーション医療にもたらす最大の成果は，心身の機能障害によって実行できなくなった標的動作を再獲得させることである．廃用などによる運動出力系の可逆的な障害に対しては，筋力増強などを施して機能を回復させ，病前のパフォーマンスに戻すことが目標となる．しかし，内部環境の変化が一定期間以上継続し，動作を行ううえで従来の方法とは異なる運動制御や補装具を使用せざるを得ない場合には，新たな運動スキルを習得させるための**運動学習**が必要となる（図3-1）．また，代償手段を用いて動作の目的が果たせている場合においても，安全性，正確性，スピードなどに改善するべき点があれば，学習課題を設定して，運動スキルの最適化を図る．これらの治療は，標的動作の分析に基づく**課題設定**と学習理論に基づく**フィードバック**の提供に

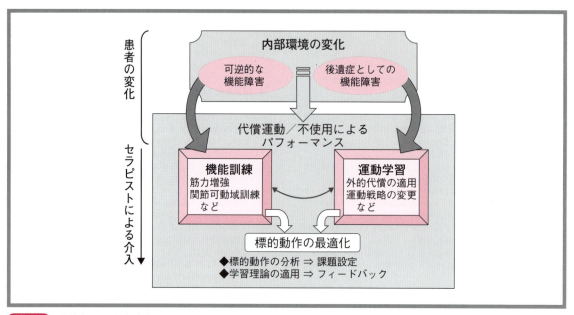

図 3-1　運動学習の治療戦術
障害による内部環境の変化によって，少なくともある一定期間以上，異なる運動戦略を用いて標的動作を達成しなくてはならない場合（たとえば骨折後の松葉杖の使用など）に，セラピストは課題を設定して，運動学習に基づく治療を患者に施さなくてはならない．機能訓練によって機能回復が得られれば，運動学習の効果は高められる．一方，標的動作を習得するための運動学習は，代償手段の適用のバランスによって，麻痺肢の機能回復を高める場合もあれば，障害された肢の不使用を誘導する場合もある．

よって行われる.

リハビリテーション医療における運動学習が,スポーツや音楽などと異なる最大のポイントは,障害に起因する能力の格差が著しく,運動機能や学習能力の分析に基づいた個別的な**ゴール設定**と,それを達成させるための**課題設定**が要求されることである.運動療法の第一段階は,標的動作の分析に基づいた**運動課題**の設定であり,学習能力に適合した課題設定ができれば"学習に基づく運動療法"の展開は保障される.運動療法で展開される**運動学習**は,① 学習者が運動スキルを習得する過程,② セラピストによって教示されるフィードバック,③ 運動学習理論に基づいた課題設定,の3要素によって支えられている.これらは密接に関連しており,すなわち,学習過程に対応した課題設定なくして学習効果は得られず,適切な課題設定がなければフィードバックの効果的な呈示は不可能である.本節では,**運動学習の過程とフィードバック**の関係を明らかにしながら,これらの関連についてみていこう.

運動学習の過程とフィードバック

運動スキルを学習する過程は,① 学習するべき課題を認知する段階(**認知段階**:cognitive stage),② 運動スキルを磨く段階(**連合段階**:associative stage),③ 意識することなく運動スキルを再現する段階(**自動化段階**:autonomous stage)を経る(図3-2).この学習の道筋は,新しい運動スキルを習得する際の動機付けから,運動記憶の定着までの長期的な運動学習過程に相当するだけでなく,運動スキルの一部をフィードバックに基づいて修正するような短期的学習においても必ずたどる過程である.すなわち,何らかの課題に対するフィードバックがあれば,学習者

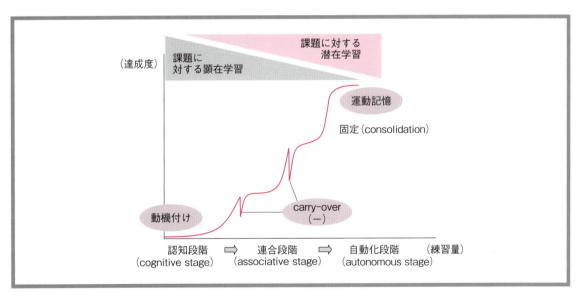

図3-2 運動スキルの習得過程—学習曲線

運動学習における基本的動機付けは,標的動作を習得できることへの期待による.学習者は,顕在化された運動課題に対して,さまざまなフィードバックを処理しながらスキルの統合を図ると同時に,その課題の達成に必要なさまざまなスキルの潜在学習を行う.顕在学習と潜在学習は,学習が進むうちにオーバーラップしてくる場合がある(図2-6参照).学習を積み重ねてスキルアップを図る過程では,前日の学習効果が持ち越され(carry-over),それを基に次のステップへ進むという手続きを踏む.しかし,課題の難度が高ければ,キャリーオーバーが得られにくくなり,再学習を要する場面があり得る.目的とする運動スキルを習得するうえで,キャリーオーバーが得られにくい段階こそが,学習者にとって極めて重要な学習場面である.

はそれを認知し，エラーの修正を試みて，その課題をクリアするという学習の周期を繰り返す．

フィードバックは学習段階を前進させる役割を担うべきであり，課題に相対する学習者の態度や運動スキルの優劣に応じて，その学習段階に応じたフィードバックの適用が不可欠である．たとえば認知段階にある学習者は注意の大部分を運動スキルの実行に配分しているため，言語教示によるフィードバックは，的を絞って簡潔に呈示されなくてはならない．また，運動スキルを統合していく段階において，フィードバックが頻繁に与えられると学習者がフィードバックに依存することとなり，自動化の段階に進めなくなってしまうこともある．それでは，学習を誘導する手段である**フィードバック**にスポットを当ててみよう．

I．フィードバック（図3-3）

ある課題をマスターするために後天的に習得される運動スキルは，運動指令に基づいた筋活動—出力—運動（軌跡）によって構成され，その運動スキルがさまざまな環境下で駆使された結果を，われわれは**パフォーマンス**として見ることができる．**フィードバック**とは，運動スキルを習得するために必要な感覚情報そのものであり，学習者がパフォーマンスを構築するうえでの拠り所である．フィードバックは，課題実行時の運動スキルに関する情報が，学習者自身の視覚や深部感覚などを通じて入力される**内在的フィードバック**（intrinsic feedback）と，課題におけるパフォーマンスやその結果が外部から教示される**外在的フィードバック**（extrinsic feedback）[注1]の2つに分類される．

■内在的フィードバック

内在的フィードバックとは，学習者が実施した運動そのものから学習者自身が得る感覚情報である．学習者は，視覚や固有感覚を介した内在的フィードバックを潜在的あるいは顕在的に処理して，次に行うパフォーマンスに応用するという手続きをふみながら，**運動スキルを構築する（試行錯誤による学習**：trial & error learning）．ここで，内在的フィードバックに関して注意しておきたい事項を列挙しよう．

(1) 運動学習に利用される感覚情報のほとんどが，内在的フィードバックであることを再確認しよう．内在的フィードバックが脳のなかで処理されなくては，外在的フィードバックが与えられても，それがもつ意味を解釈することはできない．

(2) 内在的フィードバックには，運動を行っている最中に得られる感覚情報（**同時フィードバック**；concurrent feedback）に加えて，パフォーマンスを終えた後で抽出された運動の記憶，すなわち，運動の結果（書字課題において1分で50文字書けた，など）およびパフォーマンスの状況（書字課題において曲線を書くのに手先を滑らかに動かせた，など）に関する情報（**最終フィードバック**；terminal feedback）が含まれる．

(3) 同時フィードバックによる感覚情報には運動学的に3段階（筋活動—出力—運動）あり（**図3-3**），運動出力に関わる筋活動や力学的情報はそのほとんどが潜在的に処理される．

(4) 運動の軌跡やパフォーマンスの結果に関する情報のうち，学習者自身が抽出した特定の感覚情報は意識的に，すなわち顕在的に処理される場合がある．

(5) 学習者自身が解釈したパフォーマンスの結果に関する情報，すなわち最終フィードバックは，セラピストが評価した「**結果の知識**」（knowledge of results；KR）・「**パフォーマンスの知識**」（knowledge of performance；KP）と必ずしも一致しない．

内在的フィードバックは，学習者が課題を実施した際の自らの運動スキルをどのように感じたかによって，報酬にもなり，エラーにもなるという

注1）外在的フィードバックは人工的に付加される情報であり，付加的フィードバック（augmented feedback）と呼ばれることも多い．

3. 運動療法で展開される運動学習の戦略

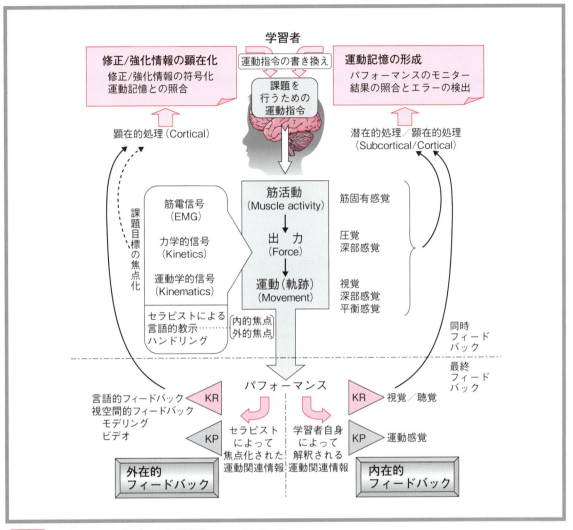

図3-3 内在的フィードバックと外在的フィードバック
内在的フィードバックの内容はセラピストが設定する課題に依存する．学習者が内在的フィードバックのなかにエラーを検出した場合に，運動指令は学習者によって書き換えられる．外在的フィードバックの同時フィードバックは，課題目標を顕在化するとともに，その指標に基づく運動から得られた内在的フィードバックを介して運動記憶の形成を促す．セラピストから与えられる最終フィードバックは，修正あるいは強化するべき運動スキルを顕在化し，内在的フィードバックによって形成された運動記憶をもとに運動指令の書き換えを促す効果を有する（KR；knowledge of results, KP；knowledge of performance）．

性質を有する．その微妙な管理は，セラピストが設定する課題とフィードバックに依存している．運動制御系に問題を有する患者に対する運動療法においては，それぞれの患者で能力に格差が存在することから，個々のレベルに対応した課題設定を行うことがきわめて重要である．運動課題を行うことで得られる内在的フィードバックを処理し，その課題を遂行するために学習者自身が適用しようとしている運動戦略が，セラピストが誘導したい運動戦略と一致していれば，運動スキルの自動化を含めた良好な学習効果が得られるであろう．しかし，セラピストが期待する変化が全く得られなければ，学習課題の難度や課題そのものの変更を余儀なくされることになる．

Column 歩行再建に必要な内在的フィードバック

　麻痺患者の歩行再建は，麻痺肢の荷重受容器（load receptor）への感覚入力付与から始まる．直立位を保つために必要な身体アライメントを整えたうえで，荷重感覚を加えながら，身体の重心を管理するために必要な動揺を外乱として付加し，直立位を保持するようにエラーを処理させることが治療の基本となる．麻痺によって直立位での身体アライメントが制御できなければ，姿勢を保持するための補装具を併用する．補装具からの感覚入力は触覚フィードバック（haptic feedback）として処理され，いわばセラピストのもう一つの手としての役割を担う．正しい身体アライメントでしっかりとした荷重が付加できなければ，特に中枢神経麻痺患者では，不必要な筋緊張亢進を招いて異常肢位や拘縮を形成する原因となる．

　二足歩行を制御する最も重要な荷重受容器は，足関節底屈筋群のゴルジ腱器官である[1]．Ib群線維を介した張力正帰還作用（positive force feedback），すなわちフィードバック回路における張力増幅機構が機能することで，立脚期における下腿三頭筋の筋活動の約50%が制御されている[2]．この荷重受容器を介したIb群求心性活動は，歩行運動の基本となる屈筋・伸筋の周期的な運動出力を供給する中枢パターン生成器（CPG：central pattern generator）に作用し

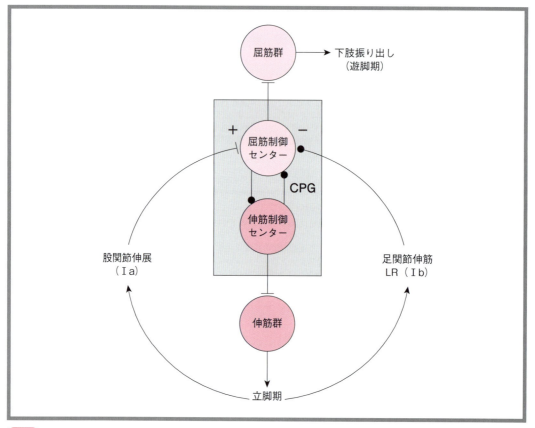

図　CPG制御に対する感覚フィードバックの作用　　　　　　文献3）より引用改変

て，屈曲運動を抑制する．一方，股関節伸展に伴う股関節屈筋群のⅠa群求心性活動は，屈曲運動を促通すると考えられている(図)[3]．したがって，振り出しを練習するためには，その下肢に加わっている荷重量を対側下肢によって減らし，荷重受容器を介したⅠb群求心性活動を抑制するとともに，股関節伸展を促して屈曲運動の促通を図る必要がある．

さらに，歩行に際しては，身体動揺の大きさやスピード感などが，視覚，固有感覚，前庭系等の感覚情報に基づいて処理されている．これらの内在的フィードバックをいかに処理させることができたかが，歩行再建の成否を左右する．運動出力や感覚情報処理能力の低下に対応したハンドリングや下肢装具，歩行補助具などの外的代償を駆使して，歩行に必要な感覚入力を患者に処理させることは，歩けないという活動制限に対するアプローチとしてだけでなく，いわゆる神経筋再教育による運動・感覚麻痺の回復，つまり機能障害に対する治療であることを考慮して，入力するべき内在的フィードバックを提供し得る課題を設定しなくてはならない．

文献

1) Duysens J, et al : Load-regulating mechanisms in gait and posture : comparative aspects. *Physiol Rev* **80** : 83-133, 2000.
2) Nielsen JB : Motoneuronal drive during human walking. *Brain Res Rev* **40** : 192-201, 2002.
3) Pearson KG : Role of sensory feedback in the control of stance duration in walking cats. *Brain Res Rev* **57** : 222-227, 2008.

(長谷公隆)

■ 外在的フィードバック

学習者に外部から人為的に与えられる**外在的フィードバック**には，学習対象を焦点化することで，課題から得られる内在的フィードバックや運動指令そのものを変える力がある．外在的フィードバックは，運動の試行中に与えるか，終了後に与えるかによって，運動学習に与える影響が異なることに注目しよう．

1) 同時フィードバック

(1) 運動課題として呈示される課題目標

運動を行っている最中に人為的に与えられる感覚情報，すなわち**同時フィードバック**の媒体は，内在的フィードバックにおける筋活動—出力—運動の3段階に対応して，筋電信号，力学的信号，運動学的信号に分類できる．これらは運動課題における目標として，視覚的あるいは聴覚的に提示されることが多い．前述のとおり，筋活動や力学的情報は潜在的に処理されることが多いため，筋電信号や荷重量を視覚情報として呈示し，課題の目標を焦点化してそれを意識的に制御させることで，新たな運動スキルに基づくパフォーマンスを学習者に体験させることができる．一方で，これらの目標信号に依存することなく，体験した運動スキルを再現できるようにするためには，そのパフォーマンスから得られるほかの感覚情報を意識付けて学習させることが重要である．すなわち，同時フィードバックによって学習目標を提示して行う運動学習では，その結果として実現できた運動スキルに基づく内在的フィードバックが学習を支えているのである．ゆえに，同時フィードバックによって与えられるこれらの外在的フィードバックは，学習目標を明確にするための1つの戦術と捉えるべきであろう．

(2) セラピストから呈示される課題目標

同時フィードバックとして与えられる外在的フィードバックには，次に述べる最終フィードバックと同様に，セラピストの評価

に基づいた**言語的**フィードバック（verbal feedback）が含まれる．すなわち，運動を行っている最中に，「もっと右足に体重をかけて」，「もう少し右の平行棒に体を寄せて」などの指示によって，運動の目標を焦点化するためのフィードバックである．前者の教示のように，運動における注意を学習者自身の身体の一部に置くことを**内的焦点**（internal focus），後者のように，何らかの目標に置くことを**外的焦点**（external focus）という．自動化した連続的な運動などでは，注意の焦点を特定の身体部位に向かせると（内的焦点），それ以外の筋群の協調が損なわれて，運動全体の流暢性を妨げてしまう場合がある．したがって，荷重を促すために目的物に身体全体を近付けるといった外的焦点の利用によって，患者自身が行う運動を妨げないようなフィードバックの提示が推奨されている．

セラピストによるハンドリングも，課題遂行中に外部から人為的に与えられる入力である．これも他の同時フィードバックと同様に，ハンドリングによって誘導された運動出力に関する内在的フィードバックを介した潜在学習が，運動記憶の形成に重要な役割を果たしている．

2）最終フィードバック

(1)「結果の知識」と「パフォーマンスの知識」

運動の試行後に与えられる最終フィードバックは，学習者が課題を実行したことによって得た感覚情報に関する記憶，すなわち運動記憶を顕在化する役割を担う．そのフィードバックの内容によって，課題を行った結果がどのようなものであったかを伝える**「結果の知識」**（knowledge of results；KR）と，実行されたパフォーマンスにどのような特徴があったかを伝える**「パフォーマンスの知識」**（knowledge of performance；KP）に分けられる．これらは，セラピストが修正あるいは強化したい運動スキルを焦点化して学習者の記憶に顕在化し，学習者の運動指令を修正あるいは強化するために用いられる運動学習の重要なツールである．一方，ベッド上で起き上がることができたか否かの結果や書字課題における文字のきれいさ，一定時間内に書くことができた文字数など，学習者自身がKRやKPを知ることができる課題もある．

(2) フィードバックの効果を高めるための手続き

最終フィードバックによるKRやKPを運動学習に用いるための必要条件は，学習者が自身のパフォーマンスに関する運動記憶を保持し，フィードバックされた情報に基づいて必要な記憶を検索して，それを修正する能力が保たれていることである．したがって，KR・KPの効果を高めるためにセラピストは，① フィードバックを与える前に，標的となっている運動スキルに関する運動記憶の符号化処理を促すこと，② 運動指令の適正なる書き換えを促進するフィードバックを呈示すること，③ 運動指令を書き換えるための情報処理・リハーサルを誘導することが必要になる（図3-4）．

① **運動記憶の符号化**：フィードバックの教示前に運動記憶を符号化する手続きには，修正したい運動スキルに関する内在的フィードバックを焦点化したうえで課題を反復させること（**リハーサル**），課題終了後に内在的フィードバックから得た情報を処理する時間を数秒間設けること（KP-delay interval：**KP遅延間隔**），などがある．KPを与える前のパフォーマンスを鏡やビデオを用いて呈示し，「麻痺側の腕を伸ばそうとするときの肩の動きを見て下さい」というように焦点化して，視覚的に運動記憶を符号化しておくことも有効である．

② **フィードバックの効果的な呈示**：KRやKPを運動学習に用いる必要があるのは，内在的フィードバックのみでは課題の目標を

3. 運動療法で展開される運動学習の戦略

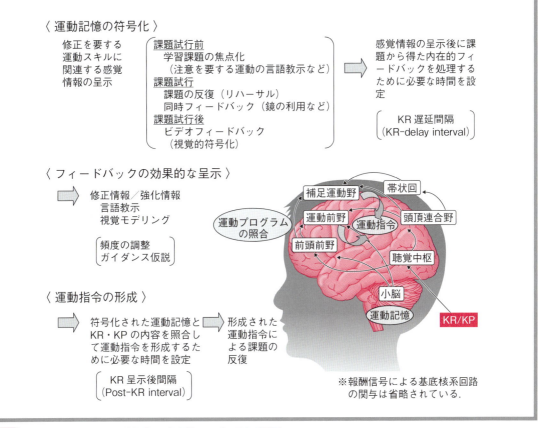

図 3-4　KR・KP による運動指令の書き換えに必要な手続き
セラピストから与えられる KR・KP は，課題目標を達成するために修正あるいは強化するべき運動指令を顕在化する．学習者が運動指令を書き換えるためには，内在的フィードバックによって運動記憶が符号化されていること，修正／強化情報が効果的に呈示されること，KR・KP によって形成された運動指令に基づいて課題を試行させることが必要になる．

達成できない場合である．たとえば，杖や車椅子などの新しい道具の使用や，それまでの日常生活とは異なる運動制御や手順を要する課題については，手引きや誘導によってそれを実際に行わせてみたうえで，修正情報もしくは強化情報を言語的・視覚的に教示する．運動のタイミングや四肢体幹の協調パターンなど，言語教示では伝えにくい運動スキルについては，その模範を視覚的にモデリングする方法が効果的である．前述のごとく，フィードバック前における学習者のパフォーマンスをビデオによって呈示した後で，「麻痺側の腕を伸ばすときの学習目標となる肩の動き」など，モデリングされた運動スキルを呈示して，両者の違いを学習者自身に弁別させることで，問題を焦点化することができる．

一方で，パフォーマンスを誘導するための KR や KP が頻繁に与えられると，フィードバックに依存してしまい，運動スキル習得の妨げとなり得るので，とくに自動化の段階では注意を要する．KR や KP は，パフォーマンスを正しい方向へと導くガイドの役割を果たす（**ガイダンス仮説**：guidance hypothesis）ものであり，セラピストによって顕在化された情報をもとに，運動指令を書き換えるのは学習者自身であることを忘れてはならない．自らのパフォーマンスを監視し，エラーを認知できる患者に対しては，修正するべき

39

Column 外在的フィードバックの種類と効果

　運動学習過程では種々の外在的フィードバックが視覚・聴覚・触覚を通じて提供されるが，目標とする課題の複雑さに応じてその効果は異なる（**図**）[1]．たとえば，単純な課題において同時フィードバックを視覚的に与えても運動学習にほとんど寄与しないのに対して，ダンスパフォーマンスなどの複雑な課題の練習では，視覚的同時フィードバックを用いると効果的である．課題を行った後に付与する視覚的モデリングなどの最終フィードバックは，単純課題で有効だが複雑課題では効果がない．このことより，運動学習の初期段階では，鏡などを用いた同時フィードバックが有効だが，自動化の段階においては，ビデオなどを利用した最終フィードバックの利用が勧められる．近年では，エラー増幅による触覚フィードバック（haptic feedback）の効果が示されている（後述）．

文献

1) Sigrist R, et al : Augmented visual, auditory, haptic, and multimodal feedback in motor learning : a review. *Psychon Bull Rev* **20** : 21-53, 2013.

（長谷公隆）

図　外在的フィードバックの呈示法とその効果
（点線部分はまだ十分な検証が行われていないことを示す）

文献1）より引用改変

　エラー情報を患者自身に推定させるように目標を呈示することで，その推定に必要な内在的フィードバックが検索され，運動記憶の符号化が誘導されて，運動指令の書き換えが促進されるであろう．

　③ **運動指令の形成**：言語的・視覚的に教示されたKRやKPの内容は直前の運動スキルに関する運動記憶と照合され，連合運動領野において運動指令の修正や強化が行われる．したがって，運動記憶の符号化のための時間を設けたのと同様に，教示された内容に対して学習者がイメージするいくつかの運動戦略のなかから，目標の実現に最適な運動指令を形成するために必要な時間（post-KR interval：**KR呈示後間隔**）をとってから，課題の試行・反復（**リハーサル**）へ移ること

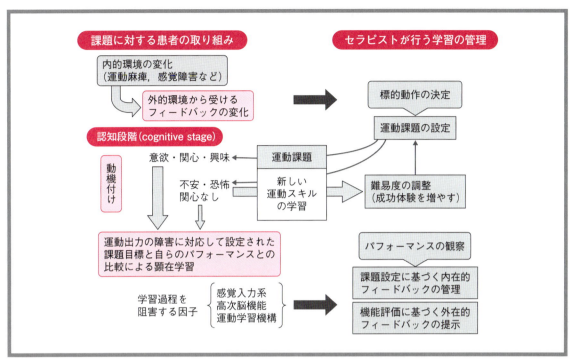

図 3-5 運動スキルの習得過程：認知段階（cognitive stage）

が推奨される．

Ⅱ．運動スキルの習得過程

パフォーマンスの最適化を導く運動学習は，学習するべき運動スキルが抽出され，適切に設定された課題を反復し，その運動スキルが自動化することによって完結する．運動学習において，認知・連合・自動化の各段階を明確に区分することは難しいが，学習効果を促進するためには，それぞれの段階で役割を果たしている大脳皮質—皮質下回路の機能評価に基づいて，その段階に適合した学習目標を設定し，フィードバックの与え方を工夫することが重要である．それでは，13頁「2. 運動学習を支える神経機構」で学習した脳機能解剖を確認しながら，運動学習の各段階において必要な学習戦術を考えてみよう．

■ **認知段階**（cognitive stage）（図 3-5）

新しい運動課題に学習者が取り組む際には，自らの経験と内的および外的環境に関する情報を処理し，その課題を行う価値があるのか，課題の難度はどの程度か，どのような運動戦略を用いるか，などを意識的・言語的に思考する．学習課題を認知するこの段階においては，**宣言的記憶**（declarative memory）[注2] や**ワーキングメモリ**（working memory）が，運動課題に関する情報の収集・処理に用いられる[1]．

1）動機付けの問題

学習は，それを記憶することによって，欲求を満足できることや，報酬が期待されることで動機付けられる．また，興味，恐怖など，さまざまな情動が関与し，基底核・辺縁系を含む神経回路がそれらを処理している（17頁，図 2-5 参照）．こ

注2）長期記憶は言語などで表現することができる宣言的記憶（顕在記憶）と，表現できない手続き記憶（潜在記憶）に分けられる．宣言的記憶は，経験や出来事に関する記憶（エピソード記憶）と知識の記憶（意味記憶）に分けられる．

れらが正常に機能していれば，学習によって得られた効果を，次の学習段階へ進めるための強化因子として利用することができる．しかし，情動・動機付けの神経回路に問題があるからといって，リハビリテーションを開始しないわけにはいかない．臨床場面では，認知機能に障害がある患者に対しても，動機付けの段階をスキップして運動学習を開始しなくてはならない場合がある．運動制御に障害をもつ患者に対する運動療法には，生活活動を取り戻すという方向性があり，そのポジティブな目標を運動学習によって達成させるという体験そのもの，たとえばセラピストによるハンドリングや代償手段の利用によって楽に立位を保てるようになった，などの成功体験を通じて，運動学習を動機付ける状況を形成しなくてはならない．

リハビリテーションの治療場面においてもっとも注意しなくてはならないのは，**負の動機付け**である．障害受容の過程における否認や混乱への対応，痛みの管理，課題目標を阻害する要因の解決（難易度の調整）などを運動学習の展開のなかにおいて盛り込んでいく必要がある．

2）フィードバック法の選定

課題の反復を通じて学習者が処理しなくてはならないフィードバックは，どのような課題が設定されたかによって決定される．それらの**感覚情報（フィードバック）**をもとに自らのパフォーマンスを監視し，課題の目標と照らし合わせて，修正するべきエラーを検出するためには，頭頂葉，吻側帯状領域，運動前野ならびに小脳皮質の機能が必要になる（8頁：図1-5，17頁：図2-4参照）．さらに，検出された情報をワーキングメモリによって一時的に保持し，運動プログラムを書き換える前頭前野背外側部が機能する．

感覚―運動統合の過程に問題を抱える患者に対する運動療法では，標的動作がどのようなパフォーマンスで行われているかを観察したうえで，運動学習のターゲットを絞り込み，もっとも効果的に課題達成へと導き得るフィードバックを選定する．ここでは，感覚入力，高次脳機能および運動学習に重要な役割を果たす皮質下神経回路に障害を有する患者へのフィードバックの方法について考えてみよう．

（1）**感覚入力系の障害**：体性感覚等の障害によって情報入力経路が制限されている患者に対しては，利用可能な感覚入力系による代償を検討する．しかし，たとえば片麻痺患者では，感覚入力に基づいて制御することが可能な非麻痺肢に依存し過ぎてしまうと，いろいろな形で対応することができるはずのパフォーマンスの幅を狭めてしまう．立位における身体の動揺を制御するために，感覚入力も運動出力も非麻痺側に依存した姿勢制御を適用している片麻痺患者に，さらに非麻痺側下肢での重心管理を意識させるような教示（内的焦点）を与えると，身体全体のバランスが損なわれてしまう（90頁「3．脳卒中：立位」参照）．したがって立位などの姿勢制御を学習する初期段階においては，その不安定さによってもたらされる過剰な感覚入力（**エラー情報**）を管理して，非麻痺側の役割にも余裕をもたせるような課題設定が必要である．むしろ歩行などの動的場面を経験させることで，静的な立位制御における過剰な感覚入力を整理できるかもしれない．

（2）**高次脳機能の障害**：認知症や注意障害，失認・失行などの高次脳機能障害では，運動学習を実施することがそれらの治療となる（157頁「14．脳卒中：箸動作（肢節運動失行），162頁「15．脳卒中：手工芸（認知症）」参照）．学習の拠り所となるエラー関連情報を患者が処理できるかどうかによって，情報入力の方法を選定する．たとえば，エラーに対する**気づき**（awareness）が見られなければ，内在的フィードバックによる修正は期待できない．その場合には同時フィードバックを用いて学習目標を常に意識させる方法から導入することも検討する（74頁「1．脳卒中：座位保持」参照）．注意の容量や持続が障害されている場合には，動作を要素に区切って，同時に処理しなくてはならない項目数や課題試行に要する時間を管理し，KRやKPを随時与えて動作を反復させる

(126頁「9. 脳卒中：起き上がり動作」参照).
エラーを正しながら試行錯誤を繰り返すことによって行う学習法では，エラーに関する内在的フィードバックが潜在記憶として学習され，これを排除できなくなる場合があるため，言語教示やハンドリングを用いてエラーを経験させない**無誤学習**（errorless learning）の適用を検討する（84頁「2. 脳卒中：移動動作」参照）．これらに対しては，課題に集中できるような環境を設定し，フィードバックに対する応答を確認しながら，教示内容，頻度，タイミングを調整することが大切である．

(3) 大脳基底核・小脳系の障害：運動学習を支える神経機構である大脳基底核あるいは小脳系が障害されている場合は，内在的フィードバックに基づく潜在学習の効果は限定的である．運動制御の方法そのものを根本的に変更せざるを得ない場合もあり，学習目標を明確に示したうえで，統一されたチーム医療による対応が必要である．

パーキンソン病では，基底核と強い神経線維連絡をもつ補足運動野の賦活化障害が存在し，順序動作の学習，手続き記憶が障害される．脳内に収められている情報に基づく自発的な運動（internally guided movements）が困難であれば，運動のタイミングを視覚あるいは聴覚的な手掛かりとして与えることで，頭頂葉−運動前野系（externally guided movements）を賦活し，運動発現を促す（114頁「7. パーキンソン病：起き上がり動作」，119頁「8. パーキンソン病：歩行」参照）．

小脳性失調では，感覚入力に基づいた運動制御が可能か否かをまず判断する（108頁「6. 小脳失調：歩行」参照）．たとえば，視覚フィードバック下で企図振戦が増強する場合には，**同時収縮**（co-contraction）あるいは**行動的リラクセーション**（behavioral relaxation）によるパフォーマンスの改善を確認し，それらの誘導に必要な課題を認知させる．下小脳脚を介した登上線維，中小脳脚を介した苔状線維および後下小脳動脈領域の小脳皮質が，視覚情報に基づく運動の適応に重要な役割を果たしており，後下小脳動脈領域の障害では失調症状が軽度であっても，学習効果が得られにくい可能性がある（10頁，コラム「プリズム適応課題における小脳の役割」参照）．

■ **連合段階**（associative stage）（図3-6）

連合段階では，学習者の注意は課題の内容にではなく，自らのパフォーマンスに向けられるようになる．すなわち，運動における身体の各部位間の協調，タイミングの調節や力量の制御によって，運動スキルに修正を加えながら，正確性やスピードを向上させる段階である．さまざまな運動関連情報を統合して，運動スキルを最適化していくこの過程において，重要な役割を担うのが，課題の反復によって得られる内在的フィードバックに基づいた潜在学習である[1,2]．セラピストは，患者の運動スキルの達成度に応じて課題の難易度を調整し，KRやKPを付与して運動スキルの再構築を援助する．学習終了後に一定期間をあけてその課題の達成度を評価する**保持テスト**（retention test）や，他の類似課題の達成度を促進するか否かを評価する**転移テスト**（transfer test）によって，キャリーオーバーや転移を確認しながら，運動スキルの自動化に向けた治療的運動学習の基盤形成を行う．

1) 標的動作の再現に向けた課題設定とフィードバック

連合段階におけるセラピストの役割は，① 患者の運動スキルに応じて運動課題の難易度を適切に設定すること，② 外在的フィードバックによって修正するべきエラーを管理すること，である．これらの操作に基づいて運動学習の目標である"標的動作"を再現させることが，**課題特異的効果**（task-specific effect）（11頁参照）を得るための必要条件である．

(1) 運動課題の難易度の調整：課題目標を認知した患者が，パフォーマンスの修正を試みようとしているにもかかわらず，運動出力系の障害によってどうしても制御できないエラーがあれば，代償手段を併用した課題や難易度を調節した類似

理論編

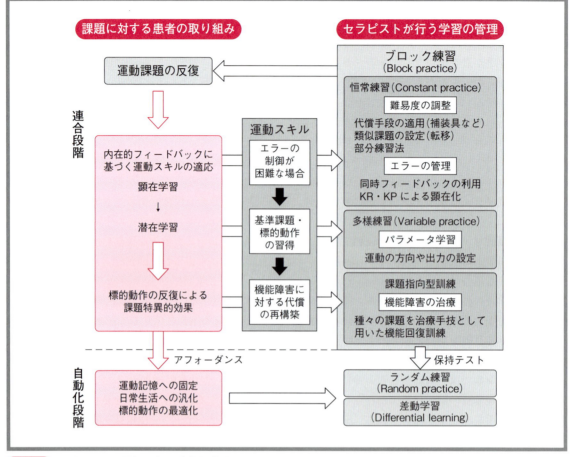

図 3-6　運動スキルの習得過程：連合段階（associative stage）から自動化段階（autonomous stage）へ

課題を設定して，それをもっとも再現しやすい運動条件のもとで集中的に繰り返す**恒常練習**（constant practice）を実施する．類似課題を通じた学習成果は，目標となる**基準課題**（criterion task）に現れる必要があり，この効果発現を**転移**（transfer）という．標的動作が複数の運動スキルの組み合わせで構成されていれば（**系列スキル**），その動作分析に基づいて極端に拙劣な運動スキルや正確性を要する運動スキルを抽出し，課題を反復する**部分練習法**を検討する．

片麻痺歩行における反張膝などのように，修正するべき運動スキルが連続した運動のなかで管理されている場合には（**連続スキル**），そのパフォーマンスのなかで修正を試みても，歩行におけるその他の運動が影響されてしまうため，静的な場面での膝関節コントロールの練習などに立ち返ることも考慮しなくてはならない（97 頁「4. 脳卒中：歩行-反張膝」参照）．補装具は，患者が制御しなくてはならない関節の自由度を減らすことで，標的動作の最適化に必要な運動スキルの再現を可能にする．

(2) 外在的フィードバックによるエラーの管理：患者に**エラーを検出する能力**（error detection capability）があり，学習課題からの内在的フィードバックをもとにエラーを修正しようと試みている場合には，それを促すように外在的フィードバックを与える．その際，患者がフィードバックに依存することがないように，その頻度やタイミングに配慮する必要がある．一方，感覚障害を伴う片麻痺患者の反張膝のように，患者が修

正を試みようとしても，それを容易に達成できない場合には，反張膝に関連する異常運動が日常生活場面において学習されないように，補装具などを用いて内在的フィードバックを管理しなくてはならない（97頁「4. 脳卒中：歩行-反張膝」参照）．

患者がエラーとして感じていない情報は，外在的フィードバックを加えてそれを顕在化し，学習課題を焦点化する．患者が適用している運動スキルにエラーがあることを認知させるために，① 鏡やビデオを用いた視覚フィードバック，② ハンドリングなどによる学習するべき運動スキルの再現と反復，③ 適用している運動スキルが引き起こすエラーの顕在化，などの手段を用いる．新しい道具の使用などで，動作手順の学習における情報処理が困難な場合には，言語教示やモデリングを用いて関連する動作を連結することによって**チャンキング**（chunking）を誘導し，動作の流れをかたまりとして記憶させることで，情報処理容量を増やすことができる（126頁「9. 脳卒中：起き上がり動作」参照）．

2) 治療的運動学習の"Due-process"

運動制御系に障害を有する患者に対する**治療的運動学習の"Due-process"**は，① 基準課題の実現に必要な運動の方向や力量，リズム，手順を一定の条件下で繰り返す**恒常練習**（constant practice），② 習得した運動スキルをさまざまな条件下で出力できるようにするための**多様練習**（variable practice），③ 課題目標を達成するための運動学習による機能回復訓練，である．すなわち，

(1) 恒常練習によって基本的な運動スキルを習得させ，標的動作を再現できるようにすることで，課題特異的効果を得る基盤を作ること[3]．

(2) 基準課題あるいは標的動作の再現が可能になったら，運動出力のパラメータを変化させた課題を設定し，運動の出力と結果の関係を学習する多様練習によって，実生活で要求されるさまざまな条件下でのパラメータ制御を獲得させること．

(3) 恒常練習，多様練習によって習得した運動スキルで達成できる種々の基準課題を治療手技として用いて，神経制御機構の再構築をはかる**課題指向型訓練**（task-oriented training）を実践し，運動障害に対する代償的適応のバランスを再検討すること．

以上によって，習得すべき運動スキルの自動化に向けた基盤形成を行う．

日常生活においては，標的動作をもっともたやすく再現できる運動出力で，パフォーマンスが反復されている．この日常生活での恒常練習によって形成される運動指令に適応能力を付加するためには，通常とは異なる力量やタイミングで運動を出力した場合における感覚情報（スピード感などの同時フィードバック）や，運動の成果の違いを"経験"させる必要がある．運動出力の大きさやタイミングなどのパラメータを変えて実施した運動から得られる感覚情報に基づいて，運動出力のパラメータと運動結果との関数関係を確立する過程を**パラメータ学習**という[注3]．

一方，代償手段を適用したパフォーマンスを反復するうちに，運動機能の回復が得られれば，その運動スキルはおのずと高められる．運動療法における治療的運動学習は，常に**機能障害指向型訓練**（impairment-oriented training）と併行して進められなくてはならず，種々の運動学習を治療手技として用いて，機能回復を目指す課題指向型訓練の有効性が示されてきている．

注3）「ボールを投げる」という動作において，投げる距離や速さが異なる運動の基準を別々に記憶するには，投球動作を記憶するためだけでも無限の貯蔵庫が必要になる．また，過去に経験がない動作を初めて行う場合においても，その動作に類似する運動の経験があればうまく行えるということからも，共通した運動パターンを基準として，運動の再生と学習が行われるとするスキーマ理論がSchmidtによって提唱された．スキーマ理論において，共通した運動パターンの基準となる一般運動プログラム（GMP；generalized motor program）の概念については，その後の運動学習に関する研究から見直されてきているが[3]，運動の再生（recall schema；運動を生成する機構）と再認（recognition schema；運動が期待通りであったかを評価する機構）の過程を通じたパラメータ学習の理論は，運動スキルの習熟と運動記憶の枠組みを形成している．

■ **自動化段階**（autonomous stage）

　運動学習によって習得した運動スキルは，実際の生活環境においてそれを自動的に適用できるようになってはじめて実用的となる．顕在学習によって習得した運動スキルは，キャリーオーバーが得られ，**パフォーマンス変化**（performance change）が学習場面で認められても，その運動スキルが意識的に用いられている間は，運動記憶として小脳，基底核，運動皮質に**固定**（consolidation）されたとは限らない．日常生活に必要な運動スキルの自動化とは，プロスポーツのように特定の環境で特別なパフォーマンスを披露するためではなく，標的動作を何も考えずに，むしろその動作を行いながら別のことが処理できるような自動性が求められる．したがって，運動スキルの実用化の手続きでは，さまざまな状況下で必要なパフォーマンスが楽に再現できるように，生活場面の設定，代償手段の適用などの検討も重要になる．

1）運動記憶への固定の手続き

　運動記憶は，運動を用いて目的を達成するために構造化された運動スキルを**保持**（retention）し，**再生**（recall）する役割を果たす．脳にはリーチ，歩行，ジャンプなどのさまざまな運動スキルが分割されて記憶されており，日常生活においては，それらを再生する環境や状況に応じて，個々の運動スキルの方向や力量などのパラメータや，目的達成に必要な運動スキルの順序・組み合わせを臨機応変に出力している．したがって，習得した運動スキルを日常生活のなかに自動化する段階では，運動学習の成果を発揮する場面を想定し，運動のパラメータを変える多様練習に加えて，異なる課題をバラバラに混ぜて実施させる**ランダム練習**（random practice）[注4]を取り入れながら，標的動作を再現するための運動記憶を定着させなければならない．

　運動学習の成果は，保持テストや転移テストによって時間的・空間的にその達成度が判定されるが，リハビリテーション治療の成果は，学習した運動スキルが患者の実生活においてどのように利用されているかで評価する場合が多い．**同時課題**（concurrent task）の試行，たとえば会話しながら学習したパフォーマンスを再現できるかどうかによって，運動スキルの自動化を確認するのも1つの方法である．運動スキルの自動化は，実際の生活場面のなかで推し進められるべきであり，そのための手続きは，患者自らがそのパフォーマンスから好ましい運動スキルの定着に有用なKR・KPを得ることができるか否かで，対応を変える必要がある（図3-7）．

　(1) 書字や調理などでは，字のきれいさや筆先の動き，包丁さばきなどを外在的フィードバックとして患者自身が利用し，動作を反復することが可能である．したがって，環境や代償手段を設定し，連合段階で習得した基本的な運動スキルを日常生活で反復できるようにすることが自動化への手続きとなる．同様に，起き上がりや移乗動作のように成功・不成功が明確な課題は，それらを実施できるようになりさえすれば，日常生活における環境のなかで，より効率的なパフォーマンスを患者自身が発掘することもまれではない．課題を反復するための生活環境を設定することで，好ましい動作の自動化を誘導するとともに，その安全性を管理することがセラピストの責務である．

　(2) 患者自身がKR・KPを得にくい課題—その代表が歩行における歩容の問題である—では，顕在学習によって習得させたい運動スキルが意識的な管理を要する限り，それを日常生活で用いることは難しい．患者自身がエラーを検出しにくい課題では，逆に好ましくない運動パターンを日常

注4）同一課題を繰り返すブロック練習（block practice）によって基本的な運動スキルが習得されたら，異なる運動スキルによって行わなくてはならない課題をさまざまな序列で実施させるランダム練習（random practice）によって，運動記憶への定着をはかる．複数の課題をランダムに練習することによって，学習者は，ある課題から異なる課題へ移行するたびに運動記憶を検索する必要が生じ，課題間の差異をよく理解するようになる（文脈干渉効果；contextual interference effect）（50頁，コラム「運動学習における"感覚ノイズ"の管理と意義」参照）．

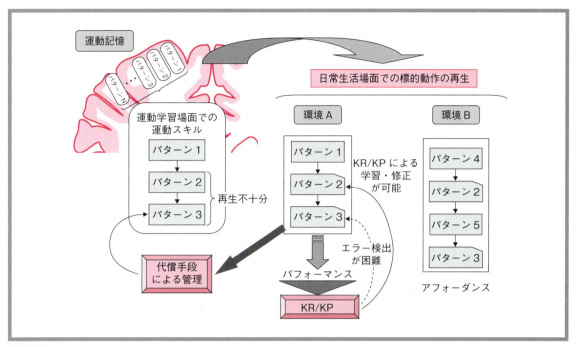

図 3-7　運動記憶に固定するための手続き
標的動作をパターン1, 2, 3で構成される運動スキルで達成するように指導してあり，パターン2（患者自身がKR/KPを得られる）およびパターン3（患者がエラーを検出しにくい）の再生が不十分である課題を定着させる場合，
・日常生活場面でKR/KPを得ることができるパターン2については，学習・修正が試みられていれば，課題反復を促せばよい．
・患者がエラーを検出しにくいパターン3については，補装具や環境整備によって，エラーを管理する．
標的動作が同じでも，環境からの情報によって異なる運動パターンが用いられる場合がある（アフォーダンス）．

生活のなかで学習してしまう場合があり，潜在学習によって強化された運動スキルを修正することは困難になる．また，運動制御系に障害を抱える患者が，標的動作を達成するために利用できる運動スキルの種類は極端に制限されており，そのなかでもっとも使い勝手がよい方法に収束してしまうと，環境変化への対応ができなくなるばかりか，反復される関節への過剰なストレスによって疼痛や変形を招きかねない．自動化の過程のなかで，患者が強化していく運動スキルの是非を医学的に判断し，学習されては困る運動スキルは環境設定や補装具によって管理しなくてはならない．

2）自動化の手続きにおけるアフォーダンスの問題

日常生活においては，学習したはずの運動スキルが適用されず，期待とは異なるパフォーマンスが誘導されてしまう場合がある．その原因の1つが**アフォーダンス**（affordance）である．環境は非常に強力な情報を保有し，異なる動作を誘導するような情報を人に**提供する**（afford）のである．たとえば，解けた靴ひもを結ぶときに，低い台があればその上に足を載せて，立ったまま結ぼうとするであろうが，台がある程度の高さになれば，それに腰掛けて結ぶようになるであろう．アフォーダンスとは，環境と動物の相補性を表す概念をGibsonがaffordの名詞形によって表現したものである．

リハビリテーションを終えて，疲れた患者が自室のベッドに移乗するときに，訓練室で学習した方法によってではなく，ゴロンと寝転がるように移ってしまう運動行動を生態心理学から解釈すれば，「横になる」ためのベッドが提供した情報が誘導した結果ととらえられる（84頁「2. 脳卒中：

移乗動作」参照).すなわち,アフォーダンスによって導かれたパフォーマンスは,学習したものとは異なる運動記憶によって再生された運動スキルに依存している.裏を返せば,アフォーダンスを利用することによって,好ましい運動スキルの自動化を誘導することが可能である.したがって,これらの環境要因は,動機付けの過程,運動スキルの統合の段階においても十分に考慮されなくてはならない.

3) 標的動作の最適化

運動制御系に障害を抱えながら標的動作を達成するには,再現することができない運動を代償するための手段が適用されなくてはならない.代償に基づいたパフォーマンスを足場にした運動課題の反復は,患者に生活活動を獲得させるだけでなく,運動機能の回復あるいは維持に重要な役割を果たすであろう.機能回復の程度に応じて,その過程に応じた運動スキルを再学習することは可能であり,中枢神経系はそうした柔軟性を備えた指令系統を有している.

一方で,代償に依存した運動スキルの習得が,機能障害を有する肢の"不使用"を誘導してしまう場合があることを忘れてはならない.中枢神経系は,代償に基づいた運動スキルを用いることで,楽に目標を達成できることを見出すと,その運動指令を優先し,それはしばしば機能障害を有する肢の参加を排除してしまう.標的動作の早期達成を目指して,代償に重きを置いた運動課題から導かれる運動スキルは,"学習された不使用"を誘導する可能性を秘めている.リハビリテーション医療が目指す運動スキルの最適化は,麻痺肢の使用を促す課題を設けて,機能障害を治療する意識を常にもつことによって達成される.

標的動作を最適化するのは学習者自身であることに重きをおいて,運動スキルを自動化するために考慮される方法に,エラー増幅に基づく練習と差動学習がある.

(1) エラー増幅練習(error-augmented practice):運動制御が困難となった患者に対する運動療法では,パフォーマンスにおけるエラーを減ずるように制御させる練習を反復するのが一般的であろう.しかし,エラー制御に用いられる代表的な運動戦略は,運動の自由度を減らす方法であり,パフォーマンスの改善が麻痺肢の機能回復に結びつくとは限らない.機能回復を目指す治療的運動療法では,運動の自由度を増やすことで課題の難度を上げ,その結果生じるエラーを管理させることでパフォーマンスの向上を図る,という手続きをふむ必要がある.

ところが,以上のような過程を経て習得された運動スキルに基づくパフォーマンスは,患者にとって楽な方法であるとは限らない.練習を終えると,エラーが起こりにくくなるようなパフォーマンスへと収束していく場合が多い.ここで,より大きなエラーを付加し,そのエラーを患者に制御させることで運動スキルの向上を図る方法が**エラー増幅練習**[4]注5)である.それまでの運動療法によって習得させた運動パターンが,一時的に崩れることとなるが,それ以前には経験したことがないエラー(あるいは感覚ノイズ)に対処することで,新たな運動スキルの獲得が期待できる.エラー増幅練習は,目標とするパフォーマンスを習得させる途中の段階で実施することも考慮されるが,学習させたいパフォーマンスに悪影響を及ぼさないように注意する必要がある.

エラー増幅練習では,どのようなエラーを付加するかが重要であることは言うまでもない.麻痺肢機能の回復を促すには,麻痺肢を使わせるような課題が選定され,その代表がConstraint-induced movement therapy(138頁「11. 脳卒中:調理動作・麻痺手不使用」参照)や模擬義足を用いた歩行訓練(102頁「5. 脳卒中:歩行」参照)である.トレッドミルを用いた片麻痺歩行訓練で

注5)片麻痺歩行のリハ治療におけるエラー増幅練習の可能性は,"One step backwards, two steps ahead(一歩下がって二歩進む)"と題して,Clinical Neurophysiology(2014)のEditorial[4]において紹介されている.

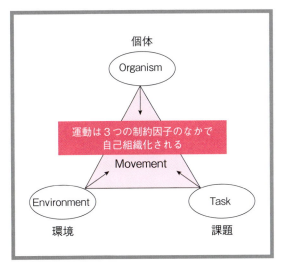

図 3-8 動的システム理論
(dynamical systems theory)

運動は，個体，環境そして課題による制約のなかで発現する．学習者はシステムに関与するさまざまな運動パターンをこなし，そのなかで自身に最適なパフォーマンスを自己組織化する．時間とともにシステムに現れる特別なパターンを'アトラクター (attractors)' という．これは固定されたものではなく，経験した課題によって決定される (context-dependent)．したがって，どのような課題を設定して学習者に経験させるかが運動学習の成否を分けることになる．

は，歩幅の非対称性を増幅するように実施するスプリットベルト・トレッドミル[5]やプーリーを介して麻痺肢を後方に引っ張るように錘を負荷して麻痺肢振り出しを反復する方法[6]が試みられている．また，先に述べたような同時課題を課すことで生じるエラーを制御させる方法も，広い意味でのエラー増幅練習と言えよう．運動制御が困難となった患者に対するエラー増幅練習は，制御対象を明確にして実施させることが大切である．

(2) **差動学習（differential learning）**：標的動作を獲得させるための運動療法では，通常，目標となる運動様式が存在し，パフォーマンスがその目標へ近づくように練習を反復する．これに対して差動学習[7]に基づく運動学習では，手本となる運動様式を設定しない．したがって同じ運動様式での試行の反復によってではなく，多様な運動様式での試行を繰り返すことで，その課題における目標を達成するのに適したパフォーマンスを学習者自身が探索する．差動学習は，**個体**（or-ganism）・**課題**（task）・**環境**（environment）の3つの**制約**（constraint）が身体運動を規定するという**動的システム理論**（dynamical systems theory）（図3-8）に基づいており，多様な運動の反復によって，課題達成に必要な運動様式を自己組織化（self-organization）させる運動学習法である．

動的システム理論で形成される運動は，運動の自由度を制御するために自己組織化された共同運動（synergies）によって管理される．たとえば，膝関節内側部に痛みを抱える人にしばしば見られる立脚期の体幹側屈運動は，膝関節痛という個体の"制約"に対して，膝関節内転モーメントを管理しながら平地（環境）を移動する（課題）ために自己組織化された歩容の一つである．

差動学習はスポーツ界において，課題達成に適した動作を見出す運動学習法として，特にプロ選手のようなエキスパートが運動のスピードをさらに高めたい場合や，状況に応じて変化するチームプレイを磨くための練習法として有効性が報告されている．これに対して，異常な運動パターンを抑制しながらパフォーマンスを構築させなくてはならない場合が多いリハ医療の現場では，差動学習を積極的に適用した研究報告は非常に少ない．しかしながら，個体の"制約"に適応して生活を送っている障害者や高齢者を，その身体環境におけるエキスパートと捉えれば，さまざまな課題や環境の変化に対応できる運動様式を体得させる運動学習法としての効果が期待できよう．

差動学習は，どのように動くかを教示するのではなく，どのように動いたらよいかを学習者自身に探索させるように，個体・課題・環境の各制約因子を調整して行う．そのために必要な手続きは，運動速度や正確性など，課題における目標を課したうえで，学習者が適用している運動様式が成立しないような条件を設定する．具体的には，実施する課題の開始肢位（S_1, S_2, S_3）や運動の軌道（T_1, T_2, T_3），終了肢位（F_1, F_2, F_3），道具の大きさ（s_1, s_2）や重さ（w_1, w_2）などのバリエーションを列挙して，異なった組み合わせの試行（第1試行：S_1-T_3-F_2, s_1-w_2，第2試行：

理論編

S_2-T_1-F_3, s_2-w_1，など）を実施させる．同じ運動様式での試行は原則的に反復しない．より大きな感覚ノイズがあるなかで体得された運動スキルは，姿勢の多少の崩れや環境の変化に影響されることなく，課題を達成できるパフォーマンスが自己組織化される可能性がある．

患者のパフォーマンスのなかで，代償運動や補装具などをどのようなバランスで適用し，標的動作を達成させるかは，その最適化を目指すリハビリテーション医療の専門性に委ねられている．

文献

1) Hubert, V. et al : The dynamic network subserving the three phases of cognitive procedural learning. *Human Brain Map* 28 : 1415-1429, 2007.
2) Grafton, ST. et al : Neural substrates of visuomotor learning based on improved feedback control and prediction. *NeuroImage epub*, 2007.
3) Shea, CH. Wulf, G. : Schema theory: a critical appraisal and reevaluation. *J Motor Behavior* 37 : 85-101, 2005.
4) Vasudevan EV : One step backwards, two steps ahead: amplifying movement errors to improve walking post-stroke. *Clin Neurophysiol* 125 : 869-871, 2014.
5) Reisman DS, et al : Repeated split-belt treadmill training improves poststroke step length asymmetry. *Neurorehabil Neural Repair* 27 : 460-468, 2013.
6) Savin DN, et al : Generalization of improved step length symmetry from treadmill to overground walking in persons with stroke and hemiparesis. *Clin Neurophysiol* 125 : 1012-1020, 2014.
7) Schollhorn WI, et al : Time scales of adaptive behavior and motor learning in the presence of stochastic perturbations. *Human Move Sci* 28 : 319-333, 2009.

（長谷公隆）

Column　運動学習における"感覚ノイズ"の管理と意義（図）

新たな運動スキルを大人が身につけるための運動学習では，模範となるフォームなどの決まり事を恒常練習（constant practice）によって習得し，その運動スキルをどのように利用するかを方

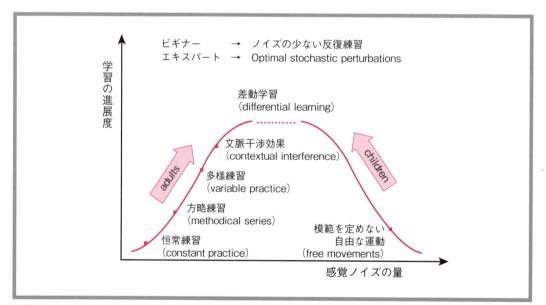

図　練習法における感覚ノイズの量と学習の進展度　　　　文献7) より引用改変

法論として学習（methodical series）する顕在学習からスタートする場合が多い．習得しなくてはならない運動の力量やタイミングの学習に集中できるように，初心者に対しては，余分な感覚ノイズをできる限り減らして，一定の動作を誤りなく反復させる．すなわち，運動学習の認知段階においては，練習中のパフォーマンスのなかでエラーを引き起こしうる外乱を意図的に制限した環境が設定される．

習得した運動スキルに関して，スキーマ理論でのパラメータ学習を行う段階になると，**多様練習**（variable practice）のなかで速さや出力，距離などをさまざまに変えて試行を実施するため，おのずとパフォーマンスにおける感覚ノイズの量は増す．さらに，類似性の低い課題を不規則な順序で実施するランダム練習を実施することで，練習中におけるパフォーマンスは同一課題の反復時よりも劣るものの，**保持テスト**（retention test）における運動スキル，すなわち，運動記憶の保持は良好となる（**文脈干渉効果**：contextual interference effect）．

スポーツでは，バスケットボールの試合でシュートの精度を高めるために，パス，ドリブル，回転など，本質的に異なった運動スキルの連続のなかでシュートをする練習と，野球のバッティングで直球，カーブ，チェンジアップなどの球種に対応できるように，バットスイングという基本的な運動スキルにおいて微妙な対応ができるようにするための練習とがある．いずれも，文脈干渉効果を得るためには，異なるパフォーマンスをランダムに組み合わせて練習する必要がある．

日常生活動作に関連するパフォーマンスでは，異なる運動スキルをランダムに配列して練習しなくてはならない場面は少なく，基本的な運動スキルをさまざまな環境で発揮できるようにする練習（すなわち種々の球種に対応できるバッティング練習のタイプ）が多い．床面の不整や障害物など，さまざまな感覚ノイズのなかで確実に動作を行うことができるようにする練習を実施する．このように，運動学習の段階を進めるうえでは，感覚ノイズの量を意識的に増やした課題設定を組んでいくことが重要となる．

一方，"**目標とする運動**"に，変動要因をランダムに付加することで，最適な運動スキルを学習者自身に模索させる練習法が差動学習である．運動様式を能動的に探求する過程は，さまざまな感覚ノイズを処理する場面を提供することによって導かれる．

ある目標をもって運動スキルを習得しようとする大人の運動学習に対して，子どもはさまざまな運動を試みるなかで，利用できる運動スキルを課題に適用する．したがって，特定のパフォーマンスについては大きな感覚ノイズを処理していることとなり，洗練されたパフォーマンスへ至るには長い時間を要するが，外乱に影響されにくい運動スキルが構築される．

スキーマ理論におけるパラメータ学習と動的システム理論における差動学習の学習様式をまとめると**表**のようになる．

（長谷公隆）

表 スキーマ理論と動的システム理論の運動学習様式

学習プロセス	学習過程のタイプ	教示される特定の運動パターン
反復練習 Repetition	規定された出力を含む運動の反復 A deterministic driving force	あり
スキーマ理論 Parameter learning	特定の出力を多様な形式で反復 A driving force with variations	あり
動的システム理論 Differential learning	ノイズ処理に基づいた自己構築過程 Noise-induced self-organized process	なし

Column 動作を学習する際にどんな習熟をめざすのか

　動作の学習をどのように進めるかを考える際に大切なことは，動作をどのように習熟するか，習熟させるかである．すなわち，動作の学習過程に伴い習熟度が上がるわけであるが，その方向性を明確にすることである．

　たとえば，動作の習熟度といった場合，いくつかの要素から考えることが可能である．ここでは，リハビリに関連する3つの要素に分けて考える．動作の正確性（accuracy），効率性（efficiency），そして安定（安全）性（stability）である．

　しばしば，臨床場面において正常からの逸脱，すなわち異常を評価し，正常に近づけようと努力しているようにみられる場合がある．たとえば，筋トーンが正常に比して高いので，落とさなくてはいけないというように考える．果たしてこれは動作の学習という場合において有効な戦略であろうか．正常からの逸脱を評価することは重要なことであるが，それを正常に近づけようとする努力が有効な試みなのかは，正常に近づくという保証がない場合においては，少し考える必要がある．

　脳卒中後の中枢神経の可塑性に期待し，「治る」に近い回復機構もあると考えられるが，リハビリテーションの治療の過程の主体は，治癒ではなく適応（adaptation）の過程の部分が大きい．新しい神経系や効果器の状態において，動作をどのように再学習していくかという過程である．重要なことは，動作の学習の目的は，「元の通りになること」ではない．むしろ，目的とする動作をどのような方向性で習熟するかを考えることで治療戦略は立てやすい．脳卒中片麻痺でいえば，「左右対称になること」ではなく，「**それぞれの動作においてどのように習熟したいかを明確にし，それにむけて学習をすすめる**」かが，治療戦略を考えるうえで糸口となる．

　上記の例でいえば，正常より逸脱して筋トーンが高いと評価した．その次に考えることは，正常に近づけることではなく，この緊張が，目的としている動作の習熟にどう影響するかを考えることである．たとえば歩行時に麻痺側の下肢の筋トーンが高い．この場合，この筋トーンは，動作の習熟度の3つの要素とどう関連しているかを考える．たとえば，その患者が筋トーンを利用して歩行を行っているとすれば，代償機能として安全性には有効に働いていると考えられる．一方で，正確な動きすなわち正常に近いスムーズな歩容の妨げにはなっているし，場合によっては効率も悪いかもしれない．そのような視点で観察した後，その患者において今どの方向の習熟が必要なのかを考え，最終的に今ある筋トーンの扱いを考える必要があるのである．繰り返しになるが，正常に近づけようと試みるのではなく，今行っている学習過程との関係で評価を考える必要がある．

　また，重要なことは脳卒中片麻痺患者のように限られた機能である場合，この3つの要素の間には **trade-off** が生じる．安全性を優先すれば，効率性や正確性を失わせるかもしれないし，逆に効率性や正確性を重んじれば，安全性は低下する．たとえば，バランス能力が低い状態で支持基底面を増大させるために wide-base で歩いているということを考える．安全性を担保するために，代償し適応した結果で，そのような戦略を用いている段階で，むりやり正常な歩容に近づけようと正確性を向上させようとすれば，安全性は低下し，効率性も損なうであろう（図①）．理想的には，この3つの要素すべてに満足がいくレベルに動作が習熟することが望ましいが，かならずしもすぐに達成できるとは限らないし，達成するにしてもどのような過程をたどるかも重要な点である．そこで，この3つの要素の優先順位が重要になる．それは学習しようとしている動作の種類や対象者の状態によって変化する．

　たとえば，脳卒中患者が学習する歩行動作と麻

3. 運動療法で展開される運動学習の戦略

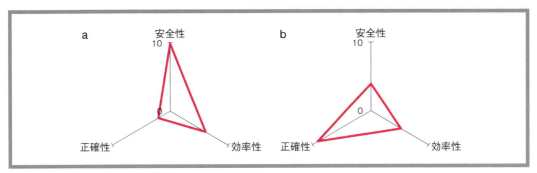

図① 習熟度における trade-off
バランスが悪いために代償的に支持基底面を広くして安全性を重視した歩き方をしている状態（a）の患者に，支持基底面を狭くして正確性（歩容）を重視した場合，安全性や効率性を損なう（b）．

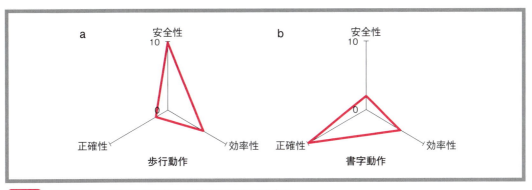

図② 動作によってどの方向性に習熟させるかは異なる
歩行動作では，安全性が最重要視されるが，書字動作では正確性が要求される．

痲手での書字動作というものを考えてみる．この2つの動作は，難易度調整を主体とする運動学習のストラテジーという点では共通点も多いが，どの要素の習熟を目的に学習を行うかは動作によって異なる．歩行動作においては，安全性が最重要であり，次に効率性が重要である．一方で書字の場合は，安全である必要はなく，むしろ書字そのものの意味からは正確性が最重要であり，次に効率性であろう（**図②**）．このように，動作によってどのような習熟をまず目指すかは異なるし，機能のレベルにおいても異なる．歩行においても安全性，効率性が向上したのちには，歩容についてもこだわることができるであろう．

また，同じ動作でも対象者が違えば，状況は異なる．たとえば，極端な例をあげれば，子どもの歩行発達と，脳卒中後の高齢者が歩行を覚える過程は，大きく異なる．子どもの発達過程では，多くの転倒を経験しながら歩行を獲得していく．つまり転倒しないという安全性をそれほど重要視する必要はない．むしろ言うなれば，転倒というエラーを利用しながら獲得していく過程でもある．一方，骨脆弱性を有する高齢脳卒中患者においては，そのような歩行の覚え方では，歩行を覚える前に，骨折でも生じてしまうに違いない．そこで，まずは安定性を優先した踏み出しと立ち止まりの繰り返しのような不連続な歩行の獲得から進め，最終的に効率的なリズムのある歩行を目標とすることが重要となってくるのである．

（大高洋平）

4. 運動学習の成果を導く課題設定

理論編

　運動指令を形成する過程での情報処理や，運動指令の伝達システムが破綻した患者の生活を支える唯一の根本的治療は，出力できなくなった機能を補完し得る運動スキルを，運動学習によって構築することである．運動学習は課題を通じて得られる感覚情報を，学習者自身が処理することに基づくことから，課題設定にかかわる以下の項目が運動学習の成果を左右する．

(1) 運動学習の目標：
　　［課題の反復によって習得できる運動スキルは標的動作の最適化に有効か？］
(2) エラーの管理：
　　［課題におけるエラーが的確に処理されて運動スキルの習得に役立っているか？］
(3) 効果的な学習法の選定：
　　［学習を司る脳機能の評価に基づいた学習方法が設定されているか？］

運動学習の目標

　障害を抱える患者が達成しようとする**標的動作**は，本来は簡単に行えていたパフォーマンスである．すなわち，学習の動機は人間として安定した生活を送るためのもっとも基本的な欲求によることが多く，しかも障害が残存すれば，自らの経験によるイメージとは異なる運動スキルによって，それを達成せざるを得ない．これは，マズローが提唱する欲求（動機）の階層構造（図4-1）において，下位に位置する欠乏充足欲求であり，代償手段を駆使して標的動作が習得できても，患者はそれに満足することはできないのである．

　一方，医師を含めた"**治療者**"は，学習者である患者と同じ身体条件にはなく，自らの経験に基づいた運動スキルを指導できるわけではない．だからこそ，個々の患者が有する障害や価値観に基づいて学習目標を共有し，標的動作を最適化するために学習するべき**運動スキル**を，障害医学の専門家として設定しなくてはならない．

I. 代償的適応の設定──能力低下の克服と機能障害に対する治療

　代償手段をどのようなバランスで適用するかは，運動障害をもつ患者に対する運動学習の課題設定とその成果を決定付けるもっとも重要な問題である．つまり，麻痺肢を使わせるか，使わせないかによって，運動課題の設定とその目標は全く異なる．一般に，日常生活の自立を目指す急性期から回復期においては，代償手段を利用した運動スキルの習得による能力低下への対処が優先される．しかし，代償手段への過度な依存は，リハビ

4. 運動学習の成果を導く課題設定

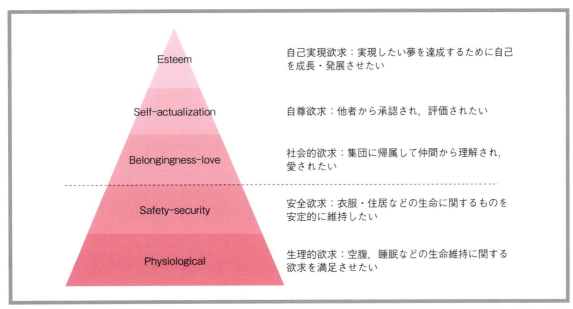

図 4-1 マズローの5段階欲求説

人間の精神的成長過程では，下位の欲求が満たされることで，より上位の欲求を充足させるための行動の動機付けが，段階的に行われていくとする説．後遺症によって，生活を営むことに不満足感を抱える患者は，生理的事象や安全などの低次に位置する欠乏充足欲求が満たされない状態にあり，そのパフォーマンスの外見に対する羞恥心やスピードの遅さ，易疲労，不安定さなどの不満足に耐えながらの生活を余儀なくされている．

リテーション医学に携わるものが第一義に考慮しなくてはならない機能回復を阻んでしまう可能性を含んでいる．一方で，神経疾患によって引き起こされた機能障害の回復に限界があることは，まぎれもない事実である．したがって，運動学習に基づく治療が，どのような障害にどの程度の効果をもたらすかを検証し，習得させた運動スキルを日常生活で反復させることによって，さらなる機能回復が導かれるような治療目標の設定が望まれる．

II．運動学習の目標設定における留意点

運動制御系に障害を抱える患者に対する運動学習の目標設定で，留意するべき点は以下の2つである．

第一に，**運動モーメントを出力する支点の力量とタイミングの再構築**に主眼を置くことである．外見的に観察される異常運動は，その運動に関与している外力（重力など）を内力（筋出力）によって処理しきれずに，そのひずみを代償することで生じる．治療的運動学習は，運動学や神経生理学の知識に基づいた課題設定なくして達成することはできず，代償に起因する異常運動の治療は，代償運動を適応せざるを得なくなった運動出力の不全を，再構築するための課題に基づいて行われるべきである．たとえば，片麻痺患者の麻痺側遊脚期にみられる内反は，股関節伸展が不十分な肢位から麻痺肢を振り出すための適応と考えて，立脚期の運動制御に関する運動スキルを学習課題とする（102頁「5．脳卒中：歩行-麻痺側下肢制御の再構築」参照）．機能障害の程度に応じて調整された難易度の課題を組み合わせて，運動麻痺の改善を目指す**機能障害指向型訓練**（impairment-oriented training)[1]は，運動出力の不全を再構築するための根本的治療である．機能回復が得られれば，その成果に基づいて患者自身が運動スキルの最適化を模索し，パフォーマンスの安全性と効率性がおのずと高められるであろう．

第二に，**目標とする運動スキルの習得によって二次的障害の発生を予防できる**ことである．リハ

ビリテーション医学のエビデンスに基づいて，関節変形や疼痛，転倒リスクなどが管理できる治療目標が設定されなくてはならない．たとえば，片麻痺歩行において麻痺側下肢への荷重が適切に誘導されれば，痙縮を増悪させることはなく，むしろ尖足や槌状趾などの変形予防に有効である．機能評価と動作解析に基づいて，安全性と効率性の二局面を比較しながら，習得させるべき運動スキルの目標を医学的に設定したうえで，それを患者と共有する必要がある．

エラーの管理

運動スキルの記憶への定着は，内在的フィードバックからのエラー情報を，学習者がどれだけ処理できたかに依存する．外在的フィードバックとして教示されるKR・KPが，運動指令を修正／強化する効果も，内在的フィードバックによって形成された運動記憶との照合に基づいて導かれる．すなわち，内在的フィードバックにおけるエラー情報を，いかに効果的に学習者に提供できるかが，運動学習の成否を担っている．

I．学習の推進力としてのエラー情報

エラー情報は運動学習を推し進める原動力となる．セラピストは，ハンドリングや介助によって課題の再現を補助し，そのパフォーマンスにおけるエラーを修正するために必要な運動スキルを誘導する．患者自身がエラー情報を認知していない場合には，外在的フィードバックを用いてそれを顕在化する．運動学習を進めていくうえで，内在的フィードバックによるエラー情報を患者が適切に処理できているかを評価することは，もっとも重要なセラピストの役割である．エラー情報が存在して初めて学習課題としての意義をもつのであり，エラーのないパフォーマンスは，最適化された運動スキルがすでに習得されていることを意味している．

II．誤った学習成果をもたらすエラー情報

患者がエラー情報を処理することによって，**好ましくない運動スキルが習得される場合がある**ことに留意しなくてはならない．たとえば，片麻痺患者が感覚脱失した麻痺側下肢に荷重するたびに転倒の恐怖を感じるような課題では，扁桃体を介した運動学習によってそれを回避するための運動スキルが構築される．内在的フィードバックを正常に処理した結果，安全を確保するために運動の速度を下げ，患者は四肢体幹の筋緊張を高めて安定を確保するための運動戦略を学習するであろう．重度な感覚障害を有する患者の運動学習は，麻痺肢以外から入力される平衡感覚を含めた内在的フィードバックを，補装具などを用いて管理することが重要であり，好ましくないパフォーマンスの定着を阻止することに重点を置く必要がある．

学習方法の選定

標的動作の分析によって，習得させるべき運動スキルと，管理するべきエラーが明確になったら，運動課題を再現させる過程で解決しなくてはならない問題を抽出し，それらの実用的な解決方法を臨床研究の成果に基づいて列挙する（図4-2）．運動制御系に問題を抱える患者に対する運動学習法の選定においては，運動力学および神経生理学的側面から，運動麻痺などの機能障害の回復を促すことが実証されている手法が盛り込めるとよい．

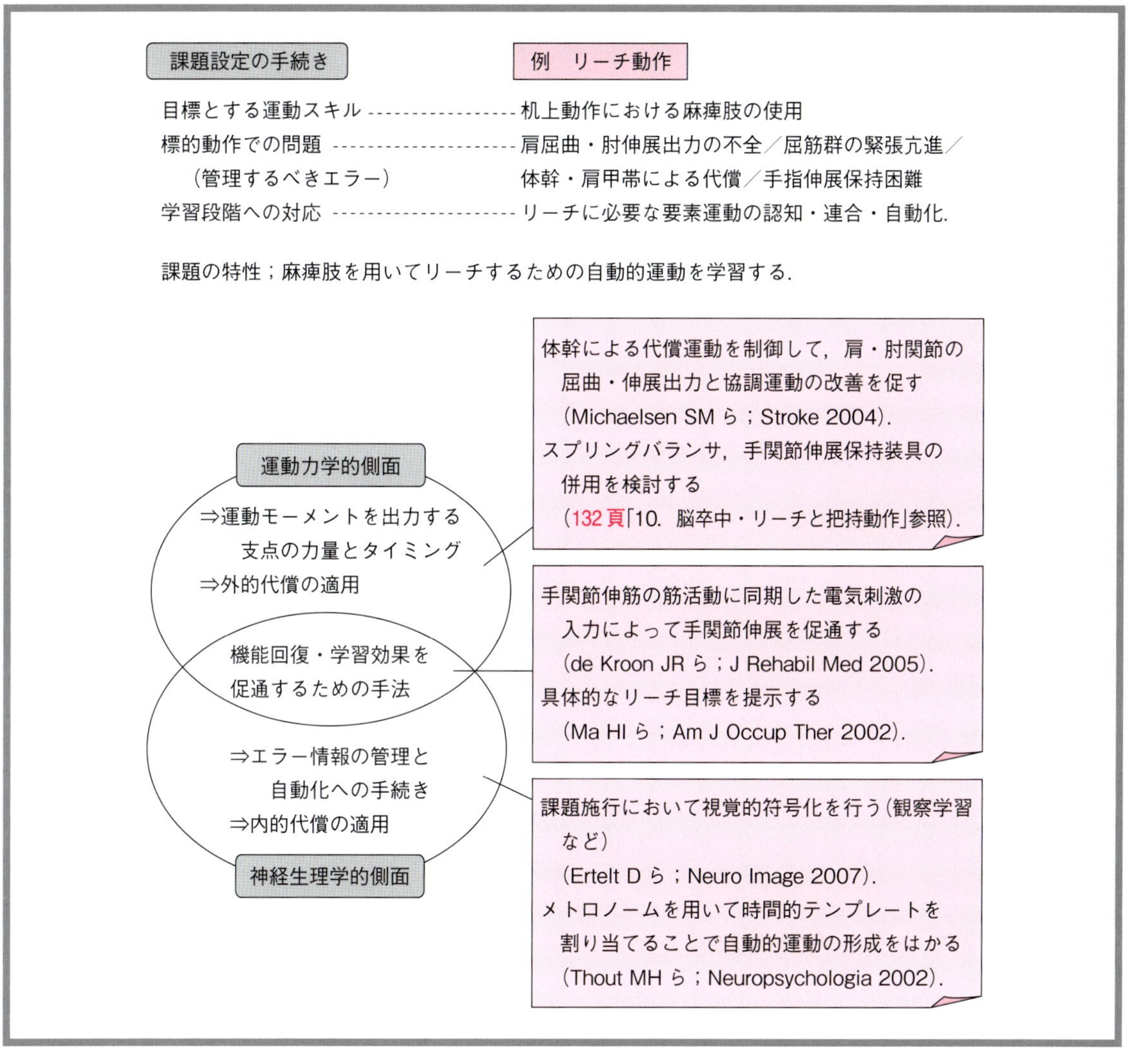

4. 運動学習の成果を導く課題設定

```
課題設定の手続き          例 リーチ動作
目標とする運動スキル ------ 机上動作における麻痺肢の使用
標的動作での問題 --------- 肩屈曲・肘伸展出力の不全／屈筋群の緊張亢進／
（管理するべきエラー）        体幹・肩甲帯による代償／手指伸展保持困難
学習段階への対応 --------- リーチに必要な要素運動の認知・連合・自動化.

課題の特性；麻痺肢を用いてリーチするための自動的運動を学習する.
```

【運動力学的側面】
⇒運動モーメントを出力する支点の力量とタイミング
⇒外的代償の適用

- 体幹による代償運動を制御して，肩・肘関節の屈曲・伸展出力と協調運動の改善を促す（Michaelsen SM ら；Stroke 2004）．
- スプリングバランサ，手関節伸展保持装具の併用を検討する（132頁「10. 脳卒中・リーチと把持動作」参照）．

【機能回復・学習効果を促通するための手法】

- 手関節伸筋の筋活動に同期した電気刺激の入力によって手関節伸展を促通する（de Kroon JR ら；J Rehabil Med 2005）．
- 具体的なリーチ目標を提示する（Ma HI ら；Am J Occup Ther 2002）．

【神経生理学的側面】
⇒エラー情報の管理と自動化への手続き
⇒内的代償の適用

- 課題施行において視覚的符号化を行う（観察学習など）（Ertelt D ら；Neuro Image 2007）．
- メトロノームを用いて時間的テンプレートを割り当てることで自動的運動の形成をはかる（Thout MH ら；Neuropsychologia 2002）．

図4-2　学習課題設定の手続き（例：リーチ動作）
学習課題の設定に際しては，課題を再現するために必要な代償手段の適用を含めた運動力学的ならびに神経生理学的側面に対するアプローチを検討する．機能回復を促すために利用できる手法をできるだけ取り入れることが望ましい．
課題が自動的運動であるか，順序運動であるかによって，フィードバックの方法を検討する必要がある．

　以下に，運動学習に関わる脳機能の問題を解決する方法と，運動記憶の定着・固定に有効な学習方法について，臨床研究の成果をもとに概観しよう．

I．脳機能障害への対応

　エラー情報が入力されても，それを処理する中枢神経機構が障害されていれば，学習効果は限定的となる．すでに述べたように，学習過程の認知・連合・自動化を司る脳機能に障害がある場合には，標的動作の達成に必要な運動スキルを選定し，課題目標を絞り込んでその学習効果を検証しながら，患者に呈示する情報の量と質を管理する必要がある（32頁「3．運動療法で展開される運動学習の戦略」参照）．たとえば，ワーキングメモリの障害によって情報を同時に処理できなければ，その変数を減らして，患者が混乱をきたさないように難易度を調整する．記憶障害や感覚情報

理論編

処理システムの障害によって，エラー情報を識別できない患者では，エラーを含む運動スキルをそのまま自動化してしまうリスクがあるため，エラーを起こさないような運動学習の展開（**無誤学習**：errorless learning）が検討される．

運動学習を支える小脳・大脳基底核系の障害に対しては，**内的代償に基づいた運動戦略の誘導**が必要になる．すなわち，

(1) 小脳性失調では，感覚入力に基づいた運動制御がどの程度可能かを見定めたうえで課題の難易度を設定し，目的とするパフォーマンスを達成するために必要な姿勢調節や四肢協調運動を行うための筋収縮様式を，同時収縮やリラクセーションによる制御へ転換することが検討される．

(2) パーキンソン病では，自発的に運動を開始することが困難であり，さらに基底核と強い神経線維連絡をもつ補足運動野の賦活化障害が，順序動作の障害を引き起こすと考えられている．したがって，運動のタイミングを視覚あるいは聴覚的な手掛かりとして与えて，頭頂葉-運動前野系（externally guided movements）を賦活化し[2]，運動発現を促す方法が用いられる．

Ⅱ．学習効果を支える感覚情報の入力

成果の獲得を意図するように設定された課題（**表4-1**）は，学習者自身が内在的フィードバックを処理して，パフォーマンスにおけるエラーを検出し，運動スキルの修正を能動的に試みようとするので，高い学習効果が期待できる[3]．ゲーム形式を用いた課題設定やロボティクスで制御された運動軌道の反復，ヴァーチャルリアリティ（virtual reality）からの感覚情報入力などの学習効果が，運動療法の場面で検証されている．

課題の難易度は，運動スキルの修正に必要なエラー情報を供給しながら，それを管理することで得られる成功体験（報酬）が，望ましい運動スキルを強化するレベルに設定する必要がある．ところが，運動制御が困難な患者に対する運動療法では，運動課題そのものを再現できない場合が多く，患者が運動指令を変換するだけで目標とするパフォーマンスを行えるというような場面はきわめて少ない．したがって，運動を制御すること自体が困難であれば，代償手段を適用することで難易度を調整しながら，外在的フィードバックを入力して課題を焦点化する必要があり，フィードバックへの依存を懸念してエラー関連情報の供給を制限する必要はない[4]．一方で，目標の達成度が学習者自身にも明確にわかる課題——たとえば，一定時間内にできるだけ多くのペグを移動する課題での「ペグの本数」など——では，「結果の知識：KR」を外在的フィードバックとして呈示しても，その達成度にもたらされる効果は限られている[4]．

運動課題に関連した感覚情報入力は，麻痺肢の機能改善を導くことが示唆されてきており，利用できる手法は積極的に取り入れるべきである．たとえば，随意運動に連動した電気刺激等による感覚入力が麻痺肢の運動制御機構を再構築し，機能回復を誘導することが明らかになってきており[5]，その効果を促通するような課題の開発が望まれる（145頁「12．脳卒中：把握動作」参照）．また，後および前大脳動脈領域に障害がない片麻痺患者の上肢機能訓練において，日常生活上の上肢動作に関するビデオを用いた観察学習が，その後の上肢機能訓練の効果を高めることが示唆されている[6]．

表4-1 運動動学習課題が具備するべき条件

・学習者によって認知された具体的な運動目標の設定．
・学習目標を表象する具体的な感覚情報の呈示．
・適度な成功体験が得られる難易度の設定．

Ⅲ. 運動記憶への定着──自動化への手続き

　日常生活で用いる運動スキルは，標的動作を安全かつ楽に再現できるように自動化されなくてはならない．随意運動の制御は重力に抗して身体を支持し，動的場面で重心を管理する能力が土台となっており，姿勢制御のための運動指令は日常生活でのありとあらゆる動作を行うなかで潜在的に構築される．姿勢制御に問題を抱える患者では，重心を管理できる支持基底面が狭まっていることから，重心がその基底面から逸脱しないように，運動の速度や範囲を制限して安全を確保する制御が自然と身についている．したがって，安全が確保された運動学習の場面では，患者が自らの姿勢保持能力を最大限に発揮できる場面を設定して，重心を管理するために必要な種々の感覚情報を運動記憶に**符号化**（encoding）することが重要である[7]．その際には，バランスに関する問題を意識付けて行うよりも，種々の運動課題の反復による潜在学習によって習得させるほうが，会話などの他の課題を同時に実施しながら姿勢を制御する運動スキルを定着させることができる[8]．

　一方，道具の使用などの順序学習では，その手順で行う必要性や決まりごとを理解して，複数の動作を**分節化**（chunking）するなどの情報処理が学習過程に必要であることから，誤りを繰り返しながらの学習（**試行錯誤による学習**：trial & error learning）のほうが，脳卒中患者に対しても，良好なキャリーオーバーが得られる可能性がある[9]．運動スキルを自動化するための手続きは，それを実際に使用する場面で，感覚情報の顕在的処理が必要であるか否かによって，エラー情報の顕在化を主とした学習法を選定するかどうかを決めるべきであろう．

　近年，歩行訓練によって片麻痺患者が歩行速度などの能力を高める過程において，下肢筋活動のパターンは訓練前後で変化しないことが臨床研究によって示唆された[10]．すなわち，運動指令の基本的なパターンは歩行という標的動作を習得した時点で定着し，その指令に基づいたパラメータ学習によって運動記憶が形成されることを意味している．運動制御系に障害をもつ患者では，適用できる運動スキルが限定されることから，習得された運動パターンを変えるためには，難易度を高く設定した課題を行わせることで，日常で用いる運動スキルへの転移をはかることも重要である（102頁「5．脳卒中：歩行-麻痺側下肢制御の再構築」参照）．

Ⅳ. 運動学習システムのモデル

　運動学習は，課題を反復する過程において実施したパフォーマンスがどのように変化したかを感じとることによって進展する．特に直前の試行との比較が重要であり，その違いは何に起因するのか，何が良くて何が悪いのかを同定し，その修正を試みることで新たな運動スキルが組み立てられていく．スポーツ競技での運動学習では，模範演技のようなパフォーマンスの**拠り所**があり，より優れた成果を得るために必要な運動スキルが何であるかをイメージしやすい．一方，運動制御系に障害をもつ患者がイメージするパフォーマンスは，健常であったときの運動スキルに基づくため，障害が重度であるほどそのイメージとかけ離れた運動様式のなかで，セラピストの指導を頼りに，自分にとってよりよいパフォーマンスを模索していくこととなる．

　運動スキル構築を推し進めていくシステムには，機械モデル（mechanistic model）における**運動構成要素**（**motor primitives**）と規範モデル（normative model）における**信頼度割り当て**（**credit assignment**）がある（図4-3）．前者は，一定の運動を誘導するための筋活動の組み合わせであり，運動プログラムの機能的単位として**神経制御単位**（neural control module）が"motor primitive"を管理する．各単位における筋活動パターンの構成と重み付けが調整されることで，運動制御システムが構築されていく（機械学習）．一方，後者は，修正の対象となるエラーを引き起こしている原因を何に求めるか，より高い成果や

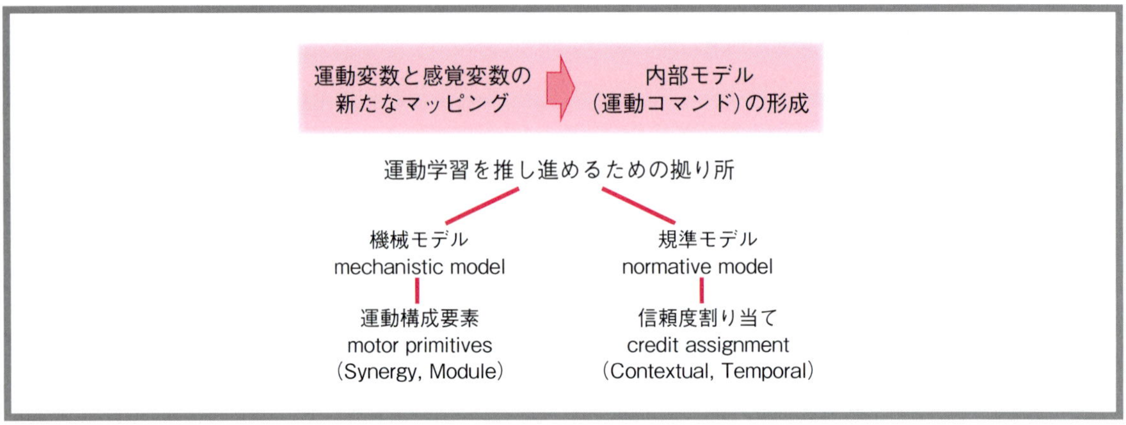

理論編

```
          運動変数と感覚変数の        内部モデル
          新たなマッピング      →   （運動コマンド）の形成

                     運動学習を推し進めるための拠り所

              機械モデル                規準モデル
           mechanistic model         normative model

             運動構成要素              信頼度割り当て
           motor primitives         credit assignment
          (Synergy, Module)        (Contextual, Temporal)
```

図 4-3 運動学習システムのモデル

報酬を得るためにどのような行動を起こすか，を決定する過程である．たとえば，テニスの試合でサーブが後半になって決まらなくなってくる場合，その原因をトスの高さの変化に求めるか，ラケットのガット緩みが原因か，単に疲労によるものなのか，あるいはそのすべてなのか，によって対応や練習法が異なる．この原因探索過程は，**信頼度割り当て**（credit assignment）**問題**と言われ，パフォーマンスに影響する外乱などの感覚情報に加えて，過去の経験やコーチの助言などが関与する[注1]．たとえば，ロボットからの感覚情報に基づいて得られた**学習効果**（after effects）は，ロボットを外した途端に急速に減衰する．この現象は，野球選手に愛用のバットがあるように，道具が提供する感覚情報が運動スキルを支えており，その道具に信頼が割り当てられることに起因している（contextual credit assignment）．ロボットを外しても学習効果が残るようにするには，ロボットによるサポートなどの触覚入力を小さくして練習する工夫が必要である．また，オフライン学習を含む運動学習の時間的経過については，学習曲線を説明するシステムとして，**速効系機構**と**遅効系機構によるモデル**（temporal credit assignment）がある（29頁，図 2-15 参照）．

パフォーマンスにおけるエラーを練習課題のなかで制御しながら運動スキルを構築していくパラメータ学習に対して，これらのパラメータの間に共通して存在している要素を見出す過程を**構造学習**（structural learning）という．パフォーマンスがどのような運動要素によって構成されているかを学習者が理解していると，自らのパフォーマンスで問題となっている問題に気付きやすく，学習が進みやすい．構造学習は**学習するための学習**（learning-to-learn）であり，学習者がどのような事象に気づいて何を直そうとしているのか，運動学習において何にポイントを置いているか，に関与する[注2]．

注1）近年では，その課題に関する事前の知識と実際の感覚情報に基づいて，ある事象が起こる確率を推論するベイズ推定（Baysian inference）によって説明されている．
注2）パフォーマンスの構造を理解している学習者はオフライン学習による改善，特に睡眠学習の効果が期待できる．近年では，学習者がパフォーマンスにおけるエラーを予測することで構造学習が進む可能性が示されている．

文献

1) Platz, T : Impairment-oriented training (IOT) —scientific concept and evidence-based treatment strategies. *Restor Neurol Neurosci* 22：301-15, 2004.
2) Samuel, M, et al : Evidence for lateral premotor and parietal overactivity in Parkinson's disease during sequential and bimanual movements; A PET study. *Brain* 120：963-976, 1997.
3) Ma, HI, Trombly CA, et al : A synthesis of the effects of occupational therapy for persons with stroke, Part II: Remediation of impairments. *Am J Occup Ther* 56：260-274, 2002.
4) van, Vliet, PM, et al : Extrinsic feedback for motor learning after stroke: what is the evidence? *Disabil Rehabil* 28：831-840, 2006.
5) de Kroon, JR, et al : Relation between stimulation characteristics and clinical outcome in studies using electrical stimulation to improve motor control of the upper extremity in stroke. *Jpn J Rehabil Med* 37：65-74, 2005.
6) Ertelt, D, et al : Action observation has a positive impact on rehabilitation of motor deficits after stroke. *Neuro Image* 36：T164-T173, 2007.
7) Pollock, A, et al : Physiotherapy treatment approach for the recovery of postural control and lower limb function following stroke: a systematic review. *Clin Rehabil* 21：395-410, 2007.
8) Orrell, AJ, et al : Motor learning of a dynamic balancing task after stroke: implicit implications for stroke rehabilitation. *Phys Ther* 86：369-380, 2006.
9) Mount, J, et al : Trial and error versus errorless learning of functional skills in patients with acute stroke. *Neuro Rehabil* 22：123-132, 2007.
10) Den Otter, AR, et al : Gait recovery is not associated with changes in the temporal patterning of muscle activity during treadmill walking in patients with post-stroke hemiparesis. *Clin Neurophysiol* 117：4-15, 2006.

（長谷公隆）

Column　ロボットと運動学習理論

　学習ロボットは，運動課題を反復するなかで，運動構成要素を形成することによって精度や効率を高めていく（機械学習）．ヒトにおいては多関節運動を制御する運動の単位として，"synergy"という概念が用いられる．近年，複数の筋収縮の組み合わせを"module"と定義し，ある一定の活動パターンが何種類の"module"によって構成されているかが，非負値行列因子分解（NNMF：Non-negative Matrix Factorization）を用いた解析によって検証されている．たとえば，ある運動プログラム（module）は3つの筋収縮を最大随意収縮（MVC：Maximum Voluntary Contraction）のそれぞれ10％，30％，40％で収縮させるコマンド，別の運動プログラムは5つの筋収縮を20％，25％，30％，40％，55％ MVCで収縮させるコマンドというような組み合わせとし，幾つの運動プログラムが機能すれば特定の筋活動パターンが最も少ない"module"数で説明できるかを解析する．時間経過とともに"module"が機能する程度が変わることでいわゆる"synergy"が形成される．例えば，8つの下肢筋について歩行を3次元的に解析すると，6種類の"module"が同定される[1]．これらの"module"は，麻痺患者で減少し，歩行練習によって変容することが報告されてきており，運動プログラムの精緻化を目的とする運動学習と，運動構成要素としての"module"との関連が注目される．

　運動をアシストするロボットは，目標とする運動軌道を描くように誘導してくれるが，その結果として，運動を行うために必要な筋活動は不要となる．運動学習を促すには，アシストがなくなった時点で，体験した運動軌道を描くことができるように，運動構成要素（motor primitive）を誘導する手続きが重要になる．一方，ヒトは「道具を使う動物」である．そして生活に役立つよう，道具をさまざまな形に進化させており，その最先端にあるものの一つがロボットである．このロボットをリハビリテーション医療のツールとして使いこなすには，運動学習理論に基づいた介入が不可欠である（62頁，「ロボットによる歩行練習」参照）．

文献

1) Allen JL & Neptune RR : Three-dimensional modular control of human walking. *J Biomech* 45：2157-63, 2012.

（長谷公隆）

5. ロボットによる歩行練習

理論編

通常,ロボットとは,一定のプログラムに基づいて自律的に何らかの作業課題を行う機器を指す.したがって,ロボットをリハビリテーション(以下,リハ)に用いるということは,人間が行うべき作業課題の一部を代替的に機器が行うことを意味している.しかし,基本的に運動学習は,障害された運動機能を反復して練習することにより,機能を改善し,回復させることを目指している.つまり,ロボットが練習すべき機能の一部を代替するということは,対象者の学習機会を奪い,その再獲得を妨げることにつながると考えられるのではないだろうか.

このような矛盾のため,単純にロボットを装着,使用することで運動機能が改善するという考え方には懐疑的にならざるを得ない.本節では,そのような観点を再考し,ロボット使用と運動学習の間に存在する矛盾を整理し,運動学習を促すためにロボットリハが目指すべき方向性を提起したい.

運動学習の三法則とリハロボットの役割

一般的に学習の法則として,Thorndikeの三法則が知られている.この法則は**練習の法則**,**レディネスの法則**,**効果の法則**からなり,学習成立のために必要な原則を示している.練習の法則とは,学習を成り立たせるには十分な反復が必要であること,レディネスの法則とは,十分な準備が必要であること,最後に効果の法則とは,強化と呼ばれる動因因子が必要であることをさしている.

まず,**練習の法則**からリハにおいてロボットを使用することの意義を考えると,ロボットは障害を受けた身体機能を補助し,通常の場合に比較して,より多くの回数の反復が可能になる利点がある.筆者らはHonda社製歩行アシストを用いて,歩行時の酸素消費コストを算出したところ,歩行にかかるエネルギーコストが使用により減少することが示唆された[1].このことは,同じ歩行トレーニングであっても,ロボット使用時にはコストが低下し,より頻回の反復が可能になることを示している.

次に,**レディネスの法則**の側面から,同様にリハにロボットを用いることの意義を考えてみる.対象者が運動学習を行おうとしても,前提条件となる機能に制限があれば運動の習熟が阻害される可能性がある.たとえば,維持期の脳卒中後片麻痺患者を対象に筆者らが行った筋電図間コヒーレンス解析を用いた研究において,底屈筋力が低下している場合には,大脳皮質が関与する筋活動のうち,分離して主働筋を働かせる成分が減少し,

拮抗筋の同時収縮させる成分が増えていたことが示された[2]．また，非負値行列因子分解（61頁，コラム「ロボットと運動学習理論」参照）を用いて筋電図解析を行ったところ，トレーニングによる底屈筋力の改善が見られない場合，歩行速度が増加したとしても歩行中の筋活動におけるSynergy数が減少することが示唆された[3]．以上の事実は，歩行に必要な筋力が十分にない場合に，通常とは異なる運動制御様式が学習されていくことを示している．目標とする運動を行うための筋力や関節の運動範囲に制限がある場合などでは，最適な運動学習を行うための準備ができていないと考えることができる．そのような場合に，ロボットによるアシストが行えれば，制限された運動機能の準備を外的に補うことができるため，より高い学習効果が期待できる可能性があるのではないかと考えられる．

最後に，**効果の法則**において，ある運動学習に対する強化子がその運動課題の達成感であるとすると，ロボットを使用することにより現状より高いレベルの運動ができたという達成感が得られる可能性は高まるだろう．一般に動機付けは学習の目標に対する到達可能性の見積もりと，達成することによる価値に影響されると考えられている．このような動機付けについての期待価値説を考慮すると，ロボットによる運動機能の改善効果は到達可能性の見積もりを高め，動機付けを向上させることに役立つと推察される．

ロボット使用の装着効果と治療効果

ここで，ロボットを使用することにより生じる効果は二つに大別できると考える[4]．一つは，そのロボットを用いることにより効果が発揮される**装着効果**（Orthotic effect）であり，装着するだけで運動機能を補完，改善する効果である．たとえば，脳卒中後片麻痺患者に短下肢装具（Ankle Foot Orthosis：AFO）を装着すると，歩行速度，歩幅，麻痺側荷重量に改善が見られる[5]．これは装具の歩行機能を補完する装着効果による．

一方で，装着して運動学習がなされることより，本人の運動機能そのものが改善する効果もある．たとえば，機能的電気刺激（Functional Electrical Stimulation：FES）はAFOのような装着効果に加え，長期的な使用により運動機能に対する**治療効果**（Therapeutic effect）が生じるとされる．実際に，歩行速度の増加，歩行距離の増加，歩行エネルギーコスト，筋力や関節可動域などの歩行に関連する能力の改善が報告されている[6]．近年，治療効果はFES特有の現象ではなくAFOでも認められるとされており[6,7]，FESでもAFOでも装着効果としての歩行能力の改善が運動学習の頻度を増加させ，結果として治療効果を生み出すのではないかと推測される．

リハロボット戦略の現状での課題

しかし，リハロボットの効果について報告したいくつかの論文では，必ずしも肯定的な結論が得られているわけではない．たとえば，上肢に対するリハロボットの効果については，集中的なリハと同様な効果を示すとされているが[8]，歩行に対するリハロボットの効果は，否定的な結果が示されている[9,10]．Hornbyら[9]は，代表的な外骨格型の歩行トレーニング装置を用いて，ロボットによるアシストを受けたトレーニングとセラピストがアシストを行った場合のトレーニングの効果を比較している．結果として，歩行速度の改善の程度はセラピストのアシストによるトレーニングの

理論編

ほうが上回ることが示された．同様な結果はHidlerら[10]の研究においても報告されている．さらに，リハロボットの効果について調べられた系統的総説も脳卒中後片麻痺患者や頭部外傷，脊髄損傷などに対する効果は明確に示されていないとしている[11]．

歩行トレーニングでのリハロボットの使用はより多くのステップを行わせることができることや，より対称的な運動を誘導できることなどから，通常のリハより高い効果が期待され，歩行機能改善を促せる手段となると予想されていた[10]．しかし，実際には十分な結果が得られているわけではない．その理由としては，ロボットにより誘導される運動が実際の歩行時とは異なることや歩行中の下肢の運動学的な軌跡が一定となるため，誤差学習を行うことができないことなどが指摘されている[10]．

リハロボット戦略の矛盾

なぜ，リハロボット戦略が一定の効果を示さないのだろうか．このことについて理解するために，前述した学習の三法則とリハロボットの関係について，あえて否定的に考察を加えてみたい．練習の法則の観点からは，リハロボットにより繰り返される頻度が増加すると予想されることから，学習効果が高まるのではないかと考えた．しかし，頻度を増加させるためには対象者の運動のなかでコストが高くなっている部分（言い換えると学習すべき部分）に対して補助する必要がある．結果的に，運動自体の反復回数は増加しても，最も学習しなければならない課題に対しての学習機会は減少してしまう可能性がある．また，レディネスの法則の観点からは，学習に必要な準備をリハロボットに行わせることで効果的となると考えた．しかし，この観点からも学習すべき運動課題はリハロボットが準備すべき運動課題とオーバラップすると予想される．もし，学習すべき課題をリハロボットが準備すべき課題としてその機能を補完してしまえば，やはり学習機会が失われてしまう結果になる．

したがって，より効果的にロボットを用いた運動の再学習を促すには，学習すべき運動課題の明確化とロボットによるアシストの調整が必要になる．具体的には，運動学習課題が，漠然とした「立位保持」や「歩行」といった課題ではなく，立位，歩行という課題のなかのどの要素が学習すべきであり，どの要素がアシストすべきなのかを明確に区分する必要があると考えられる．そのうえで，学習すべき要素にはアシストせず，学習目標と異なる部分のみアシストするといったような調整が可能になるシステムが求められる．つまり，ロボットによる運動学習のキーワードは，アシスト量の必要に応じた**適正化**（Assist as needed）であるといえる．

運動制御と事後効果

それでは，適切なアシストとはどういったものであろうか．そのことを考察するために，まずヒトの随意的な運動が中枢神経の内部でどのように形成されるかについて概観する．随意運動を行う過程は，刺激を**知覚**（perception）し，**認識**（cognition）し，**行動**（action）するという三つに分けられる．このなかで行動に関する過程は，さらに，①**外的な運動軌跡を決定する**（extrinsic kinematics），②**内的な運動構成を決定する**（intrinsic kinematics），③**運動に必要な筋活動を決**

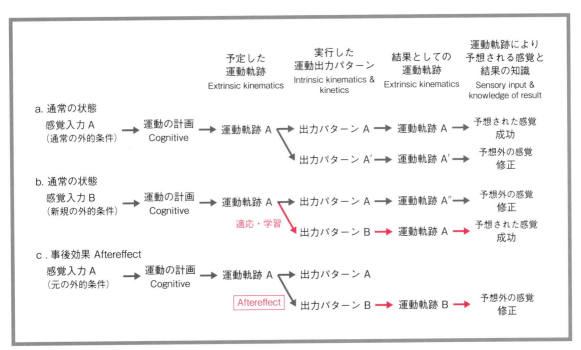

図 5-1 運動適応と事後効果

定する（kinetics）という3つの過程に分割できる[12]．

ここで，通常の運動における外的条件変化とそれぞれの過程の関係を考えてみる．まず，通常の環境では，背景となる運動学的条件を感覚情報から得ており，その状況下で運動の計画が立てられる．運動の計画に応じて，**運動軌跡**（運動軌跡Aとする）が選択され，その軌跡に応じた運動のパターンや**筋活動様式**（出力パターンA）が決められる（図 5-1 a）．もし，運動軌跡Aを予定したが，出力パターンAとは異なる出力（出力パターンA'）となった場合，得られる運動軌跡はA'に変化し，フィードバックされる感覚が異なるために直ちに修正されることになる．

次に，新規の外的条件が与えられた場合，運動軌跡は同じように計画されるが，運動のパターンや筋活動様式が出力パターンAのままでは，得られる結果が運動軌跡A"となり修正される．したがって，筋活動様式は新しい外的条件化において運動軌跡Aを生じさせることができる新しい出力パターンBに適応的に変化する必要がある．つまり，運動軌跡と出力パターンの組み合わせの関係が変化し，運動軌跡Aは出力パターンBと関連づけられることになる（図 5-1 b）．その後，外的条件を元に戻しても，運動軌跡Aは出力パターンBと関連づけられているため，実際に生じるのは出力パターンBによる運動軌跡Bとなる．このような運動軌跡の変化は，本人の予定した運動軌跡とは異なり，感覚に違和感が生じるため直ちに修正される．（図 5-1 c）．これが一般に**事後効果**（Aftereffect）と呼ばれる現象であり，片麻痺患者の歩行においても生じることが知られている[13]．

理論編

リハロボットにおける運動学習仮説

次に，ロボットによる外的なアシストを加えた場合を想定してみる．ロボットによる加わった運動トルクに対して，出力パターンAのままでは運動軌跡が変化するので，出力パターンを変化させる必要がある．ここで前述の通り，出力パターンBに変更して運動軌跡Aに戻すことができたとする（図5-2 b上段）．この場合，外的条件としてのロボットをはずすと，しばらく事後効果が残ったとしても，元の出力パターンAに修正されてしまう（図5-2 c上段）．

これに対して，ロボットによるアシストが行われている状態で，出力パターンCに変更され，結果として運動軌跡がCに変化したとする．もし，運動軌跡Cが元の運動軌跡Aより高い利得をもつ運動であったとするならば，その運動軌跡や出力パターン，それに伴う感覚入力が強化されることになる（図5-2 b下段）．十分な強化が得られ，予定する運動軌跡のあり方を運動軌跡AからCに変化させることができたとするならば，ロボットをはずした後も運動軌跡Cを目標に運動が形成され，出力パターンもそれに見合ったものになるはずである（図5-2 c下段）．

以上の仮説は，Reinkensmeyer[14]のマルコフ過程を用いたロボットアシストについての計算モデルとも合致している（図5-3）．たとえば，**不適切な運動**（Abnormal motor output：異常運動出力）が行われたときには，そのときに得られる感覚は，**適切な運動**（Normal motor output：正常運動出力）によって得られる感覚情報とは異なり，**不適切な運動に伴って生じる感覚**（Abnormal Sen-

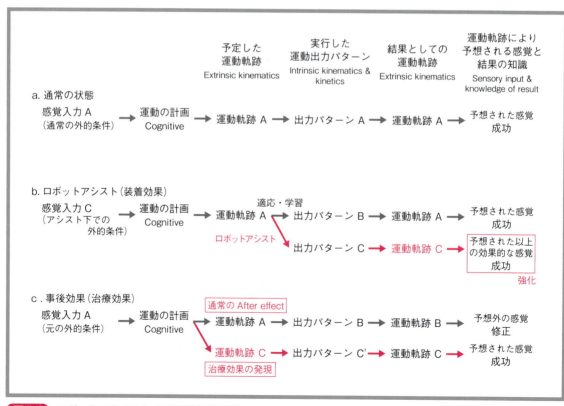

図5-2 ロボットアシストによる運動学習仮説

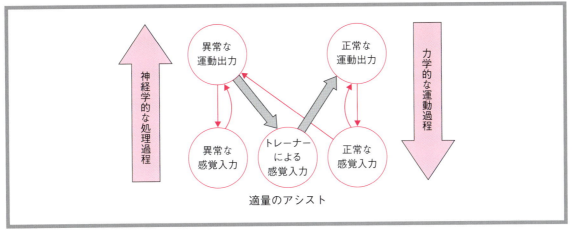

図 5-3 マルコフ過程を用いたロボットアシストの計算論モデル（文献 14 を和訳）

sor input：**異常感覚入力**）を得る．したがって，不適切な運動の反復は，Hebb の法則に基づき，異常運動出力と異常感覚入力との結びつきを強める．言い換えると，このような運動の反復により異常感覚入力を基準にした制御を学習することになり，結果的に異常運動出力が定着することとなる[15]．

しかし，もしこのとき異常な運動出力を，ロボットのアシストにより，正常運動出力に修正できるならば，たとえ本人が動かしたものではなく，ロボットによって形成された運動であったとしても，**適切な運動に伴って生じる感覚**（Normal Sensor input：**正常感覚入力**）が反復されることになる．そのような運動の反復は，適切な感覚を基準とした運動制御を学習することになり，その後，ロボットをはずしたとしても，正常感覚入力に近い運動を行おうとするようになると予想される．つまり，正しい運動軌跡を行ったときの感覚を参照して運動出力を決定することにつながると考えられる．

リハロボットにおける至適アシスト

前述の仮説から，ロボットに求められる適切なアシストを推測する可能性を模索したいと考える．ロボットによる運動学習の成立についての前述の仮説が正しいとすると，運動学習効果が存在する範囲は，図 5-4 a のように考えられる．まず，学習による運動変化を起こすためには，アシストの結果として生じる運動軌跡に変化（運動軌跡 A から運動軌跡 C）が生じなければならない．したがって，アシスト量は運動軌跡に変化を生じさせることができる最小量が下限となる．次に，アシストにより得られた新しい運動軌跡（運動軌跡 C）は，アシストなしでも対象者の力で実現可能である必要がある．なぜなら，ロボットをはずしたときに，ロボットにより反復された新しい運動軌跡を継続することが困難だからである．本人の能力を越えた運動は，ロボットを使用しない条件では達成することができないため，結果的に元の軌跡に戻ることが予想される．

次に，運動学習が成立する範囲内で，どのようなロボットアシストが高い効果を発揮するだろうか．それについては学習の転移および学習の強化の観点から予想できる．一般に環境から与えられる感覚入力に基づいて，運動計画がプランニングされるが，もし，環境からの感覚入力がロボットを

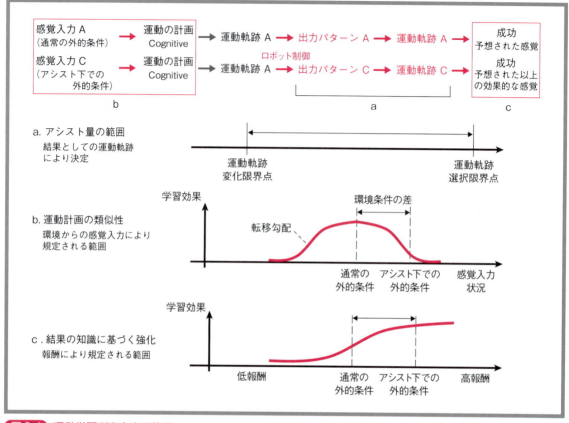

図5-4 運動学習が存在する範囲

使用することにより大きく変化したとするならば、そもそも学習の転移はおきにくい。なぜなら学習の転移量は転移勾配に従うため、それぞれの運動における環境条件の差（感覚入力Aと感覚入力Cの差）が大きいと転移による運動学習効果が低下するからである（図5-4 b）。この場合、装着効果が大きかったとしても、治療効果が得られないことになってしまう。たとえば、トレッドミルでの練習による床面上での歩行（overground walking）への学習効果の転移量を測定すると、得られた学習効果は片麻痺患者のほうがoverground walkingに転移する割合が高いが、完全な転移が得られるわけではないことが知られている[15]。

最後に、ロボットによる運動学習における最も重要な点として、通常の事後効果が数回で消失し、元の運動軌跡に戻るのに対して、ロボットによる運動学習は運動軌跡の変更を起こすことを前提としている。これを実現するためには、新たな運動軌跡に対して十分な強化が与えられる必要がある。したがって、少なくとも通常の条件の運動と比較して、ロボット装着下での運動により高い報酬を得なければならない（図5-4 c）。

まとめると、ロボットによる運動学習における適切性を達成するためのアシスト範囲は、ロボットを使用することの結果として得られる運動軌跡の変化量と本人の能力により決定する。さらに、その効果の大きさは学習の転移と強化の程度に影響を受けると考えられる。

リハロボットの具体例：本田技研製歩行アシスト

本田技研が開発した「Honda歩行アシスト」は，骨盤部に装着した本体にあるアクチュエータにより，大腿部のフレームを通じて，股関節の屈曲，伸展運動をアシストする歩行補助装置である（図5-5）．アクチュエータに取り付けた関節角度センサにより装着者の股関節運動を計測し，立脚期の倒立振子や遊脚期の遊脚振子に影響を与え，適切な歩行となるよう制御設計がされている．

脳卒中片麻痺患者に対するHonda歩行アシストによる装着効果としては，歩行の対称性改善[16]と立脚期の前脛骨筋の筋活動減少による同時収縮の減少[17]が確認された．また，脳卒中後の片麻痺歩行で共通する問題点である遊脚期に生じる膝関節の最大屈曲角度の減少に対しても，アシスト強度に伴い増加させることが可能であった[18]．以上の結果は，Honda歩行アシストの装着効果が片麻痺歩行に対して，十分な利得を有していることを示している．

図5-6は前述の仮説にHonda歩行アシストにより生じる変化を当てはめたものであり，Honda歩行アシストによる歩行を行った2名の脳卒中後片麻痺患者の結果を示している．出力パターンとしての，股関節内的モーメントはアシスト前と比べて，アシスト中とアシスト後のほうが類似していることがわかる（図5-6a）．また，股関節－膝関節のリサージュ波形を見ると，アシスト前の運動軌跡は健常者のパターンから大きく逸脱しているが（図5-6bの左側），アシストを加えることで，健常者の運動軌跡の方向へ近づいており，アシスト後はアシスト中と類似したパターンを示している（図5-6bの右側）．以上のことは，アシスト前の運動軌跡からアシスト中に軌跡が変化し，ア

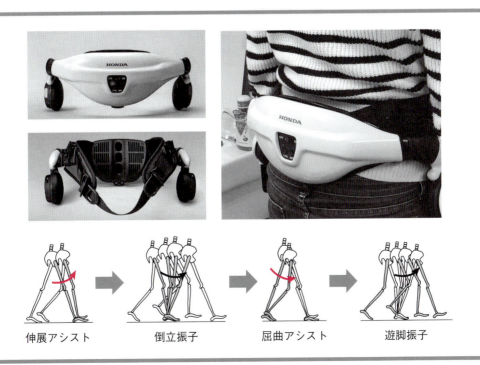

図5-5　Honda歩行アシスト

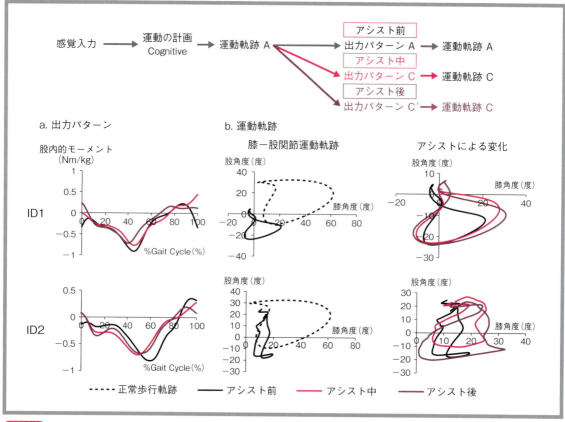

図 5-6 Honda 歩行アシストによる装着効果と事後効果による運動軌跡の変化

b. 運動軌跡のリサージュ波形は，一歩行周期の股関節角度波形と膝関節角度波形を対として2次元平面上にプロットしたものである．左側の列のグラフでは点線で示した正常歩行軌跡（健常成人 16 名の平均波形）と比較すると片麻痺者の歩行軌跡が偏っていることがわかる．右側の列のグラフはアシスト中，アシスト後に歩行軌跡が健常者パターンに近づいていることがわかる．

シスト後も事後効果としてアシスト中の運動軌跡と同様なパターンとなることを示唆しており，前述の仮説（図 5-2 b）を支持している結果であると考えられる．

さらに，筆者らは同一の対象に対して，歩行アシストを4週間（1日20分/週5日）続けて使用した場合と使用せずに通常の歩行トレーニングを同じ時間だけ行った場合の運動軌跡の変化を比較した．結果としては，通常の歩行（アシストしない状態での歩行）時の出力パターンの変化がアシストを用いてトレーニングを行った期間だけに認められ，出力パターンに対する学習効果が確認された[14]．図 5-7 にそれぞれの期間における運動軌跡の代表的な変化パターンを示す．通常のトレーニングを行った期間では，ID 1 の患者において股関節－膝関節のリサージュ波形が正常歩行軌跡から逸脱する方向に変化していた（図 5-7 a の上段）．これに対して，アシストを用いたトレーニングを行った期間では，正常歩行軌跡に近づいていた（図 5-7 b の上段）．また，正常歩行との相関を見るために，健常者の平均股関節角度変化を縦軸，対象とした片麻痺患者の股関節角度変化を横軸にとって比較してみた（図 5-7 c）．その結果，通常トレーニング期間では角度のずれが大きいが，歩行アシストトレーニング期間では，原点を中心にした直線的な関係となっており，正常歩行パターンとの一致度が高まったことを示していた（図 5-7 c の上段）．

5. ロボットによる歩行練習

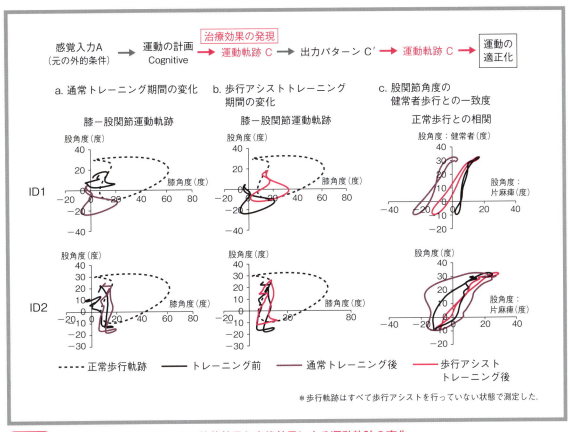

図 5-7 Honda 歩行アシストによる装着効果と事後効果による運動軌跡の変化
a. 通常トレーニング期間の変化を示したリサージュ波形：トレーニング後に正常波形に近づく変化は認められない．
b. 歩行アシストトレーニング期間の変化：トレーニング後に正常波形に近づいている．
c. 股関節角度の健常者歩行との一致度：縦軸に正常歩行における股関節波形，横軸に対象とした片麻痺者の波形をプロットしたもの．一致すれば y＝x のグラフに近づく．
通常トレーニングにおいては 4 週のトレーニング後に正常歩行パターンから離れ，歩行アシストトレーニング後は正常歩行パターンとの一致性が高まることを示す．

また，ID 2 の患者のリサージュ波形では両期間とも徐々に正常歩行パターンに近づいているように見える（図 5-7 ab の下段）．しかし，正常歩行との一致性については，通常トレーニング期間後にトレーニング前よりも円形に大きく広がっていた．これは角度変化パターンが正常歩行パターンと大きく異なっていることを示している．これに対して，歩行アシストトレーニング後は直線的な分布を示しており，正常のパターンに近づいたことを示唆していた（図 5-7 c の下段）．

以上の結果は，歩行アシストにより形成された新しい運動軌跡が，トレーニングの反復によって学習され，アシストを用いなかったとしても通常の歩行時に選択されるようになったことを示しており，前述の仮説（図 5-2 c）を支持していると考えられた．

リハロボットを包含した新たな運動学習理論の構築の必要性

リハ分野におけるロボットの使用はまだ始まったばかりであり，さまざまな種類の機器が考案されているが，役立つとされる機器であっても，未だに普及しているとは言いがたい状況である．この問題は，リハロボットがどのような理論に基づいて人の運動を変えられるという理論的な考察が不足していることが一因であると考える．本節では，リハロボットの運動学習の仮説を提唱し，そこから推察されるリハロボットの適性使用の範囲を予想した．今後，さまざまな議論が行われ，この領域の理論的背景が確立することが求められる．

文献

1) Kitatani R, Ohata K, et al : Reduction in energy expenditure during walking using an automated stride assistance device in healthy young adults. Arch Phys Med Rehabil, **95**(11) : 2128-2133, 2014.
2) Kitatani R, Ohata K, et al : Descending neural drives to ankle muscles during gait and their relationships with clinical functions in patients after stroke. Clin Neurophysiol, **127**(2) : 1512-1520, 2016.
3) 橋口 優, 大畑光司・他：脳卒中後片麻痺者における運動機能の変化に伴うSynergyの変化　非負値行列因子分解（NNMF）によって抽出されるSynergyの縦断的検討. 臨床神経生理学, **43**(5) : 397, 2015.
4) 大畑光司：歩行支援機器の現状と未来. PTジャーナル, **49**(10) : 883-888, 2015.
5) Tyson SF, Kent RM : Effects of an ankle-foot orthosis on balance and walking after stroke: a systematic review and pooled meta-analysis. Arch Phys Med Rehabil, **94**(7) : 1377-1385, 2013.
6) Kafri M, Laufer Y : Therapeutic effects of functional electrical stimulation on gait in individuals post-stroke. Ann Biomed Eng, **43**(2) : 451-466, 2015.
7) Bethoux F, Rogers HL, et al : Long-Term Follow-up to a Randomized Controlled Trial Comparing Peroneal Nerve Functional Electrical Stimulation to an Ankle Foot Orthosis for Patients With Chronic Stroke. Neurorehabil Neural Repair, **29**(10) : 911-922, 2015.
8) Norouzi-Gheidari N, Archambault PS, et al : Effects of robot-assisted therapy on stroke rehabilitation in upper limbs : systematic review and meta-analysis of the literature. J Rehabil Res Dev, **49**(4) : 479-496, 2012.
9) Hornby TG, Campbell DD, et al : Enhanced gait-related improvements after therapist- versus robotic-assisted locomotor training in subjects with chronic stroke: a randomized controlled study. Stroke, **39**(6) : 1786-1792, 2008.
10) Hidler J, Nichols D, et al : Multicenter randomized clinical trial evaluating the effectiveness of the Lokomat in subacute stroke. Neurorehabil Neural Repair, **23**(1) : 5-13, 2009.
11) Schwartz I, Meiner Z : Robotic-assisted gait training in neurological patients:who may benefit? Ann Biomed Eng, **43**(5) : 1260-1269, 2015.
12) Kalaska JF, Rizzolatti G : Voluntary Movement : The Primary Motor Cortex. Principles of neural science, (Kandel ER, Schwartz JH, et al eds) Fifth eds., McGraw-Hill, New York, 2013, pp 835-864.
13) Savin DN, Tseng SC, et al : Poststroke hemiparesis impairs the rate but not magnitude of adaptation of spatial and temporal locomotor features. Neurorehabil Neural Repair, **27**(1) : 24-34, 2013.
14) 大畑光司：現場に活かす歩行リハビリテーション支援機器. 脳卒中　生活期〜Honda歩行アシスト〜. MB Med Reha, **196** : 39-46, 2016.
15) Reisman DS, Wityk R, et al : Split-belt treadmill adaptation transfers to overground walking in persons poststroke. Neurorehabil Neural Repair, **23**(7) : 735-744, 2009.
16) 大畑光司：「歩行アシスト」を用いたリハビリテーション. Clinical Engineering, **25**(2) : 149-153, 2014.
17) 大畑光司, 渋田紗央理・他：ホンダ製歩行アシスト装置による脳卒中後片麻痺患者における歩行時の同時収縮の減少. Jpn J Rehabil Med, **49** : 216, 2012.
18) 大畑光司, 森 照明：リズム歩行アシストによる片麻痺歩行に対するAfter effect. Jpn J Rehabil Med, **50** : 248, 2013.

（大畑光司）

Chapter of practice

実践編 I ― 理学療法編

実践編　Ⅰ．理学療法

1. 脳卒中：座位保持
Pusher 現象，左半側空間無視（左片麻痺）

DVD 症例 1

症 例

67歳，男性

【病歴】脳出血（発症後2ヵ月）による左片麻痺
【CT画像】右基底核から放線冠に出血，脳室穿破を認めた（脳画像）
【評価】運動：Brunnstrom stage　上肢Ⅲ，手指Ⅴ，下肢Ⅲ
　　　　SIAS-motor：上肢近位3，手指3，股関節1，膝関節1，足関節1
　　　　SIAS-体幹機能：腹筋力0，垂直性0
　　　　筋緊張：麻痺側下肢近位低下，遠位軽度亢進
　　　　感覚：表在覚・深部覚ともに重度鈍麻
　　　　高次脳機能：Pusher 現象[1]（Pusher 評価チャート（表）4/6点），全般性注意障害，
　　　　　　　　　　半側空間無視（Albert 線分抹消試験 22/40個　検査に対する集中持続も困難）

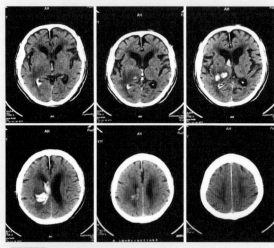

脳画像　第3病日　頭部CT画
右基底核から放線冠にかけて出血を認め，脳室穿破していた

表　Pusher 評価チャート（要約）[2]

座位（両側踵接地，背もたれなし）
2：開始直後から押す
1：常にではないが，時々押す
0：押さない
立位（平行棒内立位，装具装着可）
2：開始直後から押し修正困難
1：押すが，介助にて修正可能
0：押さない
歩行（杖と装具にて10m介助歩行）
2：開始直後から押し，介助に抵抗する
1：杖を横につくと押す
0：介助部分を押さない
座位・立位・歩行の合計点で評価　6点が最重度

1. 脳卒中：座位保持

目標とする運動スキル
近位監視での座位保持

目的 ▶▶▶ 「座位保持能力の向上」
- ▶ 身体の垂直軸を学習する
- ▶ 座位保持のための骨盤・体幹の位置関係を習得する
- ▶ 課題に対する集中力を高める

学習前における標的動作の状況
麻痺側後方へ崩れた座位姿勢

重度片麻痺，感覚障害，麻痺側股関節周囲筋の筋緊張低下によって，骨盤が麻痺側に傾き，後傾した座位姿勢である．Pusher現象，全般性注意障害，半側空間無視を認め，麻痺側後方への崩れに対し無関心であり，倒れそうになっても自己修正が困難となっている．

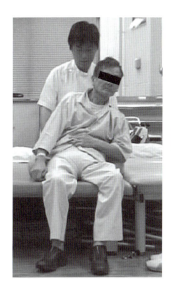
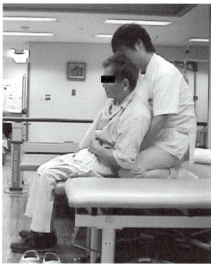

写1 介入前の座位姿勢

inDVD 1-[1]

骨盤が麻痺側傾斜および後傾している．
また，麻痺側後方への崩れに対し無関心である．

動作分析に基づく課題設定

- ・支持基底面の非麻痺側前方に重心を据える．
- ・非麻痺側上肢の支持にて座位姿勢の安定性を補助する．

近位監視にて座位を保持できるようにするためには，高次脳機能と身体機能の両面に配慮したアプローチが必要となる．本症例の座位保持学習に際して，特に注意が必要な点は，①崩れた座位姿勢への気づき，および非麻痺側前方へ重心をすえた座位姿勢を認知しやすいようなフィードバック（knowledge of results）を提示すること，②症例の座位保持を介助する際の誘導方法を工夫することである．

実践編

Ⅰ．理学療法

運動学習のターゲット

▶ 高次脳機能面へのアプローチ
・Pusher現象により認知困難となっている座位姿勢の崩れに対する気づき（アウェアネス）ならびに自己修正動作の開始を促す．

▶ 身体機能面へのアプローチ
・セラピストに誘導された座位姿勢を保持することから開始し，座位でのリーチ動作練習によって，動的座位バランスを習得する．

課題とその再現法

task1 視覚的フィードバックを用いた座位練習

▶▶▶ 視覚的垂直軸を手がかりにして，身体の垂直軸（79頁，コラム「姿勢制御における垂直性の評価とアプローチ」参照）を学習する方法を試みる[3]．

目の前に置いた点滴棒に対して，身体が麻痺側に傾いていることを認知してもらう（写2）．次に，過度に麻痺側後方へ偏倚した重心を，支持基底面である骨盤から非麻痺側前方へ誘導し，静的座位バランスの安定をはかる．その際，垂直軸となるものに注意を向け，「あれに身体をあわせましょう」と声かけし，麻痺側への傾斜修正における指標とする．別法として，姿勢鏡にカラーテープで垂直軸を提示したものや，窓枠を提示する場合もある．

セラピストの誘導により座位を最適化できたら，その状態の保持練習を行う．その際，身体機能障害の影響により，自己修正可能な崩れの範囲はとても狭いため，座位姿勢の崩れを認めたら即座にフィードバックし，崩れの小さい段階での自己修正を促していく必要がある．自己修正動作がうまく開始できたなら，「うまくできていましたよ」など，賞賛や修正動作に関するフィードバックを与え，最適化された座位姿勢の保持に対する強化刺激とする（83頁，コラム「脳卒中・回復期病棟での治療目標」参照）．

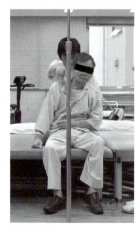
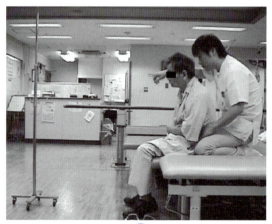

写2 視覚的フィードバックを用いた座位練習　inDVD 1-[2]
座位姿勢の崩れを視覚的にフィードバックし，認知するための課題．
視覚的に提示された垂直軸へ体幹を合わせるという点では，誘導方法の工夫にもなっている．

task 2　座面角度を調整した座位練習

▶▶▶ 股関節周囲筋の筋緊張低下により麻痺側へ傾斜した骨盤を，座面角度の調整により修正し，非麻痺側方向と前方への重心移動を誘導する．骨盤を中間位に保持できるようになり，体幹伸展が促されることを確認する．武捨らは，座面角度の調整によって Pusher 現象を呈する症例の座位バランスは向上すると報告している[4]．重心位置を非麻痺方向へ誘導する際は麻痺側殿部へ，前方への重心移動を促したい際は殿部後方へタオルや三角枕を挿入し，座面を調整する（写3）．臨床においては task 1 と組み合わせて実施することが多い．

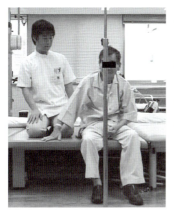
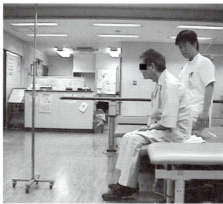

写3　視覚的フィードバックと座面角度調整を用いた座位練習
inDVD 1-[3]

骨盤の後方へバスタオルを挿入し，座面角度の調整を行っている．座位姿勢の誘導方法の工夫である．

task 3　非麻痺側前方への重心移動

▶▶▶ Pusher 現象を呈する症例は，重心の非麻痺方向への誘導に対して非麻痺側上肢を突っ張ることにより抵抗する場合があるため，座面と同じ高さの支持面へ上肢を接地する際は，非麻痺側殿部から側方へ離れた位置に接地したほうが，非麻痺側へ重心を誘導しやすい．前後方向の接地位置にも配慮し，重心の前後移動を調整する．

また上肢の接地部位に関しては，手掌支持とするか，前腕支持とするかの設定に配慮する．重度のPusher 現象を呈する症例では，手掌支持より

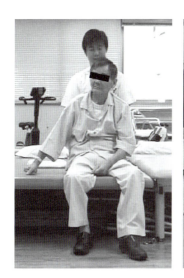
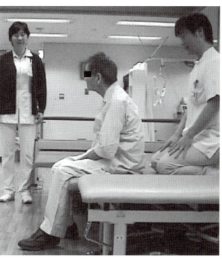

写4　介入後の座位姿勢
inDVD 1-[4]

写2と比較すると支持基底面の非麻痺側前方寄りに重心を保持できている．
骨盤の麻痺側傾斜と後傾も軽減し，体幹の伸展も軽度ではあるが出現している．

実践編　Ⅰ．理学療法

も，前腕支持での座位練習から開始する．前腕支持により，麻痺側方向へ身体を押すことの原動力となっている非麻痺側上肢の伸展は抑制され，さらに支持基底面は非麻痺側方向へ広くなり，重心の高さも低くなることから，非麻痺側での重心コントロールを促しやすい．

task 1～3 実施後の座位姿勢を，写4に示す．

Inclusion criteria

Pusher 現象を呈し，座位保持にあたって非麻痺側で麻痺側方向へ重心を偏移させてしまい，座位姿勢の崩れにも無関心である症例が適応となる．非麻痺側による代償的適応が容易に可能な症例の場合は適応とならない．

ポイント 1　練習場面における環境設定の工夫

全般性注意障害が重度であり，集中力が低下している症例では，座位練習自体への注意や視覚提示した対象物への注意が持続せず，座位修正が困難な場合が多い．練習の前に配慮すべき点として，集中しやすい環境設定（練習場面）を工夫する必要がある．その方法には，①注意を向けるべき課題（座位練習）に関する適切な刺激入力の増加，②外乱刺激の軽減の2通りがある．

適切な刺激を増やすには task 1 の項目で述べた視覚刺激だけでなく，抑揚を効かせた適切な声かけによる聴覚刺激，注意を向けるべき身体部位へのタッピングによる体性感覚刺激も適宜使用し，座位練習への集中力をできるだけ高めながらアプローチする．

外乱刺激を軽減するには，アプローチと関係のない視覚・聴覚・体性感覚刺激（他患の練習場面や話し声など）を減らした環境下で練習する．

ポイント 2　関節角度の設定と足底接地の有無

座位保持を介助する際，骨盤の随意的な前後傾運動に関与する股関節周囲筋を促通しやすい関節角度の設定，および足底接地の有無に配慮する．具体的には，骨盤から座位姿勢を誘導する際，筋緊張の低下により外転外旋位となっている股関節を，内外転・内外旋中間位に修正する．また，足底接地の有無に関しては，非麻痺側の足底接地により Pusher 現象が強く出現し，バランスを崩してしまうという報告もあり[5]，下肢を支持として有効に活用できるかどうかを評価し，判断することが重要である．

ポイント 3　さまざまな座面での座位保持練習（生活場面における練習）

プラットホーム上での座位姿勢が安定してきたら，task 1～3 を実際の生活場面で練習する．床反力を考慮した際，やわらかい座面よりも硬い座面のほうが反力が強く働くため，座位姿勢のコントロールは容易となる．よって，座面以外が同じ条件下であれば，ベッド上の座位姿勢よりもプラットホーム上の座位姿勢のほうがコントロールしやすいことが多い．座位保持能力に合わせて，退院後の生活も考慮し，徐々に病棟の生活場面での練習を取り入れることは重要である．

また，トイレの便座における座位姿勢も，殿部の支持面が減少するという点でプラットホーム上の座位姿勢より難易度が高い．日常生活場面においては，座位保持能力に合わせて，背もたれなど

の環境設定も含め，座位姿勢の設定を総合的に検討する必要がある．

 ステップアップ

Pusher現象に関しては，そのメカニズムについてまだ不明な部分も多く，試行錯誤しながらアプローチしているのが現状である．**座位練習**に関しては，視覚的垂直軸の提示[3,6]や座面角度調整の有効性[4]については科学的に立証されつつあるが，上肢の接地位置・部位など，その他の部分に関しては臨床経験の報告にとどまっており，それらを検証していくことが今後の課題となっている．

文献

1) Davies PM：Steps To Follow，シュプリンガー・フェアラーク東京，冨田昌夫訳，1987，pp 285-304．
2) 網本 和・他：左半側無視例における「Pusher現象」の重症度分析．理学療法学 21(1)：29-33，1994．
3) Karnath HO, Broetz D：Understanding and Treating "Pusher Syndrome". Phys Ther 83(12)：1119-1125, 2003.
4) 武捨英理子・他：Pusher現象に対する座面角度調整の効果．総合リハ 35(3)：269-274，2007．
5) 網本 和：Pusher現象の評価とアプローチ．理学療法学 23(3)：118-121，1996．
6) 鈴木 誠・他：Pusher現象における視覚的手がかり刺激の有効性．作業療法 22(4)：334-341，2003．

（宮本真明・網本　和）

Column 姿勢制御における垂直性の評価とアプローチ

垂直性（Verticality）とは

リハビリテーションにおいて，バランス障害は最も多く生じる問題の1つである．近年，バランス機能に寄与する生体力学的制約，安定性限界，予測的姿勢制御，姿勢反応，感覚機能，歩行安定性の6つの要素で構成されるBalance Evaluation Systems Test（BESTest）が考案され，各要素におけるバランス障害の問題点に対して直接的に治療介入可能な評価法として用いられている[1]．そのなかでは，安定した姿勢を保つための項目として，垂直性や感覚統合（sensory integration）が挙げられている．ヒトが重力環境下で座位または立位姿勢を保持するためには，下肢や体幹の筋力だけでなく，鉛直方向を正確に知覚し，身体の動揺を少なくする機能が求められる．すなわち重力に対して身体内部で知覚する感覚情報を統合することによって，自己の頭部や身体の位置を正確に把握し，直立姿勢を保っているのである．

垂直定位に関わる感覚機能と評価

垂直性の判断（垂直定位）に重要な感覚情報として，特に前庭感覚，体性感覚，視覚が関与し，これらの手がかりに基づいて座標系（reference frame）[注1]が形成されて身体表象を行っている．前庭感覚は耳石器による重力ベクトルを基盤とした座標系，視覚は外的環境に適応する座標系，体性感覚は頸部・体幹からの固有感覚，身体の表面（足底部や殿部など）の触圧覚に基づいた座標系の形成に関与している．これらの座標系を利用した垂直定位のモダリティ（modality）[注2]の代表

注1）座標系[8]：脳は外部空間を適切に認知するために，入力段階では異なる感覚器官による情報を相互に作用させて，座標変換を行っている．そして，外界または身体内部を基準とした2次元ないし3次元の空間座標系を用いて，適切な運動を制御する．
　　外界中心座標系では，外部環境のなかでの自己の位置関係を認知するため，垂直定位には空間上の目印や重力が手がかりとなる．一方，自己中心座標系では，身体内部の位置関係を認知するため，垂直定位には体性感覚が手がかりとなる．

実践編

Ⅰ．理学療法

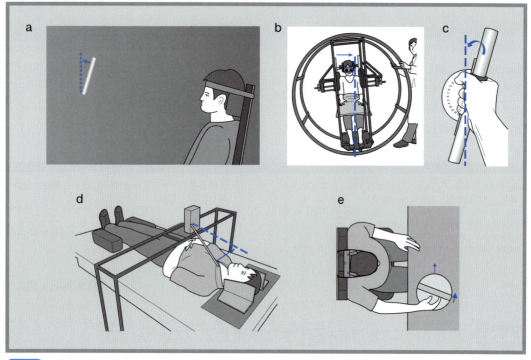

図①　垂直定位モダリティの評価

a：SVV：暗室で座位となり傾斜した光る棒または線分が提示され，直接触れることなく口頭または押しボタンなどを用いて鉛直方向に修正する課題である．
b：SPV：閉眼で視覚情報を遮断し，身体が椅子に固定された傾斜肢位から鉛直方向に修正する課題である．
c：SHV：暗室で閉眼し水平に置かれた光る棒を徒手的に鉛直方向に修正する課題である．
d：LBA：暗室で背臥位となり光る棒を対象者の身体の長軸に合わせる課題である．
e：SSA：暗室で座位となり左右にスライドする円盤上にある棒を身体の正中軸と一致させる課題である．

的な評価方法には，主観的視覚性垂直（subjective visual vertical：SVV），主観的身体垂直（subjective postural vertical：SPV），主観的触覚性垂直（subjective haptic vertical：SHV），身体長軸（longitudinal body axis：LBA），主観的正中方向（subjective straight ahead：SSA）が挙げられる（図①）．

SVV（図①a）では，視覚－前庭感覚情報に基づいた外界中心座標系（allocentric reference frame）の垂直性が判定される．

SPV（図①b）では，体性感覚系重力知覚情報に基づいた自己中心座標系（egocentric reference frame）[注1] の垂直性が判定される．

SHV（図①c）では，触覚，運動感覚性に基づいた操作によって垂直性が判定される．

LBA（図①d）では，前庭感覚系重力知覚情報の影響を最小限にして，体性感覚に基づいた自己中心性の身体軸との相違が判定される．

SSA（図①e）では，身体の正中軸からの左右の偏位と棒の回転（傾斜）を測定することで，空間における身体の左右位置関係と垂直性が判定される．

注2）モダリティ（感覚モダリティ）：視覚，体性感覚，前庭感覚，聴覚などのあらゆる感覚またはこれらの感覚を利用して外界の情報を知覚する機能．

Column　姿勢制御における垂直性の評価とアプローチ

垂直定位と姿勢の関連

　垂直定位のモダリティと姿勢の関係についてはいくつか報告がある．脳卒中片麻痺者の開眼静止立位では，SVV すなわち視覚－前庭感覚情報に基づく座標系よりも LBA すなわち体性感覚情報に基づく座標系における身体軸の麻痺側への傾斜が，非麻痺側へ偏位した非対称性荷重と関連があることが示されている[2]．pushing behaviour (pusher syndrome) では，SVV，SHV，SPV いずれも麻痺側傾斜に垂直定位することが示されているが，pushing の程度は SVV，SHV よりも SPV すなわち体性感覚系重力知覚情報に基づいた座標系と関連が強い[3]．このように自己中心座標系の垂直軸が逸脱すると，明所における立位姿勢の非対称性に影響を及ぼすため，臨床上重要な評価指標となるが，装置が大がかりであることから計測が難しい．その一方で，pushing behaviour の SSA は身体の正中軸に対して非麻痺側に傾斜し，座位よりも背臥位で傾斜が軽減する[4]．この知見に関しては SVV や SPV の結果と異なり一致した見解は得られていないが，歪んだ重力知覚の影響を減少させ，視覚と体性感覚への重みづけを増加させることによって垂直性が改善する可能性が示唆される．

感覚の重みづけ調整（sensory reweighting）

　感覚の重みづけ調整は，日常生活において重要な機能である．感覚の重みづけ調整とは，前庭感覚，体性感覚，視覚のような感覚モダリティのうち個々が信頼できる情報を選択し，貢献度を変化させることである．身体内外環境の変化に適応するために，重みづけを調整することで新たな座標系を形成する機能が姿勢制御の重要な要素の 1 つとなる．たとえば，不整地などを歩行する場合には，接地面が不安定であることによる足部からの体性感覚情報の不正確さを補うために，前庭感覚や視覚への重みづけを増加することによって身体の動揺を管理することが重要となる．リハビリテーションでは感覚障害に対する立位姿勢再建として，残存する体性感覚機能を促進するために前庭感覚と視覚情報への依存度を減少させるアプローチ（頭頸部運動や閉眼など）が考えられる．

垂直定位の内部モデル（internal models）に影響を与えるシステムとアプローチ

　中枢神経障害における偏位した垂直定位の内部モデルを再構築するためのアプローチについて，感覚の重みづけ調整の観点をふまえながら考えてみる．垂直定位の内部モデルに影響するシステムは，Barra らが提唱したボトムアップ処理（bottom-up processes）とトップダウン処理（top-down processes）のモデルを用いると理解しやすい（図②）[5]．ボトムアップ処理には，感覚系（sensory system）と運動系（motor system）が関与する．前者において，垂直知覚は関連する感覚情報（前庭感覚，体性感覚，視覚）によってもたらされ，最適な重みづけの調整が行われる．後者は，動的バランス制御に影響を及ぼす求心性と遠心性の信号から垂直性の感覚を構築する．これらの感覚，運動プロセスは相互に作用して垂直方向の心的表象（mental representation）に働きかけ，潜在的には姿勢制御に関与する一方で，顕在的には身体外部環境の空間認知（spatial representation）や身体内部環境の身体アウェアネス（body awareness）に用いられる．

　ボトムアップ処理に基づいて垂直定位の改善を図る方法[6]として，感覚系へのアプローチでは，鏡を用いた視覚入力，筋腱への振動刺激，頸部筋への経皮的末梢神経電気刺激やストレッチなどの体性感覚入力や，前庭感覚電気刺激による前庭感覚入力など，各感覚への重みづけの強化が行われている．また，前庭感覚と体性感覚による重力知覚の相互作用で歪んだ垂直知覚を再校正する方法として，身体の傾斜の方向に視覚的垂直定位が逸脱する Aubert effect の利用が提案されている．脳卒中片麻痺者では，非麻痺側へ身体を傾斜させることによって麻痺側に傾斜した SVV が鉛直方

I. 理学療法

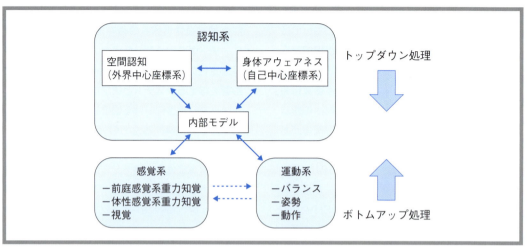

図② 感覚系，運動系，認知系で構成される垂直定位の統合モデル　　　　文献5）より引用改変

感覚系と運動系は相互に作用しながら，姿勢制御や認知系に影響を与える（ボトムアップ処理）．空間認知，身体アウェアネスは認知系に深く関与しており，垂直定位の内部モデルを修飾する（トップダウン処理）．

向に修正される．運動系へのアプローチとして，免荷式歩行トレーニングは直立姿勢を強制した練習であり，pushingを即時的に減少させるのに有効である．体性感覚系重力知覚を経由して歪んだ垂直定位が再校正されると推察されている．

一方で，トップダウン処理における認知系（cognitive system）では，空間認知は外界中心座標系として，身体アウェアネスは自己中心座標系として，身体位置の把握に貢献し，顕在的に垂直定位の内部モデルに働きかける．意識にのぼる身体位置情報の心理的な操作や外部空間に対する心的イメージを用いて，歪んだ垂直定位をトップダウン処理によって再校正する方法が適用されている．たとえば，一般的にドアや窓の縁，壁および点滴棒などは経験的に鉛直であることは理解できるため，これらの対象物に対して視覚情報（上下方向を視認させるなど）や体性感覚情報（壁に寄りかからせるなど）を利用して，主観的な垂直軸との差を修正させる．このように，感覚系，運動系，認知系によって調節される垂直定位の内部モデルへアプローチすることによってpushing behaviourなどの治療が試みられている．一方

で，脳卒中片麻痺者の立位姿勢制御に貢献する感覚の重みづけは個々の患者によって異なるため[7]，患者特性の評価に基づいた垂直定位障害への効率的な治療方法の確立が急務である．

文献

1) Horak FB, et al：The Balance Evaluation Systems Test（BESTest）to differentiate balance deficits. *Phys Ther* **89**：484-498, 2009.
2) Barra J, et al：Asymmetric standing posture after stroke is related to a biased egocentric coordinate system. *Neurology* **72**：1582-1587, 2009.
3) Pérennou DA, et al：Lateropulsion, pushing and verticality perception in hemisphere stroke: a causal relationship? *Brain* **131**：2401-2413, 2008.
4) Saj A, et al：The visual vertical in the pusher syndrome: influence of hemispace and body position. *J Neurol* **252**：885-891, 2005.
5) Barra J, et al：The awareness of body orientation modulates the perception of visual vertical. *Neuropsychologia* **50**：2492-2498, 2012.
6) Pérennou D, et al：Measuring verticality perception after stroke: why and how? *Neurophysiol Clin* **44**：25-32, 2014.
7) Bonan IV, et al：Sensory reweighting in controls and stroke patients. *Clin Neurophysiol* **124**：713-722, 2013.
8) 伊佐　正：空間をめぐる中枢座標系．*Equilibrium Research* **1**：18-26, 2003.

（森　公彦）

Column　脳卒中・回復期病棟での治療目標ー「最適動作」とは？

　運動を学習してもらうことの第1段階は，セラピストがその人に学習してもらいたい「最適動作」をある程度までイメージすることである．健常者における日常生活動作は多様性に富んでいる．さまざまな場面に即した動作を安定して実施することが可能であり，言い換えれば動作の自由度がとても大きいといえる．立位動作場面を考えても，左右足底を端とする支持基底面内で，時に支持基底面を自由に変化させながら前後左右への重心移動を幅広く安定して行うことができる．しかし，片麻痺をはじめとする脳卒中後の障害を呈した場合，日常生活動作場面を含め，多くの動作において安定した動作の自由度が制限される．

　回復期リハビリテーション病棟の目標は，日常生活動作の再獲得に主眼がおかれることが多く，各動作の再獲得を目指すが，どのような方法で日常生活動作を行ってもらうかの詳細は，個々のセラピストの判断に委ねられている．セラピストは可能な限り，健常者のように多様性に富んだ動作（いわば正常動作）の獲得を目指すが，機能障害が重度であるほど，ただ動作の自由度を拡大すればよいのではなく，安定した範囲での動作に制限する必要もある．というのは，脳卒中により機能障害を呈した症例にリハビリテーションを実施するうえで，「正常動作を目指す」＝「安定した動作を目指す」ことにはならないことが多いからである．セラピストは，「正常動作」を指導するのではなく，その人にとっての「最適動作」を考察し指導することが重要である．よって，移乗動作の獲得目標も，安定した移乗動作が可能な範囲において，動作の自由度をどこまで拡大できるかにある．

　症例の機能・能力を詳細に評価し，ニーズに合わせて動作の最適化を行うが，経験の浅いセラピストにとって症例に即した最適動作を判断するのは容易ではない．また，外的補助手段による環境設定を含め，最適動作は症例ごとに千差万別であるため，それを判断するためのガイドラインとなる教本の作成も困難であり，その多くは先輩からの指導や，日々の臨床における考察を通した自己の経験により身に付けるしかないと思われる．いずれにせよ，身体・精神・高次脳などの機能障害によって引き起こされるバランス能力の低下が，どこまで安定した動作の自由度を許しているかを考察することが重要である．また，臨床においては症例の機能回復とセラピストの予測がずれることも多々あるため，日々「最適動作」のイメージを外的補助手段による環境設定も含めて考察し続けることが重要である．

〔宮本真明〕

実践編　Ⅰ．理学療法

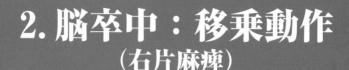

症例

75歳, 男性
【病歴】脳梗塞（発症後2カ月）による右片麻痺
【評価】運動：Brunnstrom stage 上肢Ⅱ, 手指Ⅱ, 下肢Ⅱ
　　　　　　　SIAS-motor 上肢近位1, 手指0, 股関節1, 膝関節1, 足関節1
　　　　　　　運動機能に関しては発症直後より著明な改善認めず
　　　　筋緊張：動作時麻痺側上下肢屈筋群筋緊張亢進
　　　　筋力：非麻痺側下肢筋力　MMT 4レベル
　　　　感覚：表在覚・深部覚ともに中等度鈍麻
　　　　高次脳機能：失行, 失語あり

目標とする運動スキル
手すりを用いた移乗動作

目的▶▶▶「移乗動作介助量の軽減」
▶手すりを用いた立ち上がりおよび立位保持を習得する
▶非麻痺側を優位に利用した重心コントロールを学習する
▶環境を含めた代償手段を用いて, 安全な移乗動作方法を設定する

学習前における標的動作の状況
重度運動麻痺症例における代償的適応がない移乗動作

　写1は, 本症例における介入前の移乗動作の様子である. 座位姿勢から手すりを使用し体幹を屈曲することはできるが, 支持基底面の中心部に重心を保持したまま立ち上がろうとしている. そのため麻痺側下肢で体重を支持できず介助を要している.

動作分析に基づく課題設定

　麻痺側下肢で体重を支持することが困難なため, 発症前と同様のバランス制御では重心をコントロールできず, 移乗動作における介助量の増加をきたしている.

2. 脳卒中：移乗動作

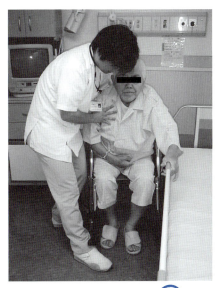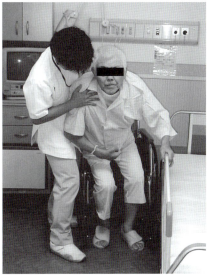

写1 介入前の移乗動作　inDVD 2-[1]

　高齢である妻が介助者となることを考慮すると，自宅退院に向けて移乗動作ができるようになるためには，立ち上がり・立位動作における「非麻痺側上下肢を優位に利用した重心コントロール」の学習が必要である．

運動学習のターゲット

▶ 非麻痺側寄りへの体幹の屈曲（立ち上がり動作初期）

▶ 非麻痺側での重心制御による立ち上がり・方向転換・着座動作

課題とその再現法

task1　平行棒内立位保持

▶▶▶ 非麻痺側足底の上に重心を誘導し，その位置での重心保持を学習するための課題である．重心位置を誘導する方法としては，平行棒との距離や，支持基底面である左右足部の位置関係に注目する．具体的には，平行棒と非麻痺側足底の距離をある程度保っておくと，荷重を非麻痺側へ乗せやすくなる．

task2　平行棒内立ち上がり

▶▶▶ 体幹を屈曲しながら，立ち上がり時に重心を寄せた立ち上がり動作を練習する．非麻痺側優位の立ち上がりを学習させるためには，動作開始時の左右足部の位置関係に注意する．矢状面において，立ち上がり動作は前方かつ上方への重心移動を伴うので，左右足部を前後に配置した場合，重心の前方移動に伴って，後ろに位置する足部から荷重されていく．そこで，麻痺側よりも非麻痺側足底が後方へ引けた姿勢を設定すると，非麻痺

実践編

Ⅰ．理学療法

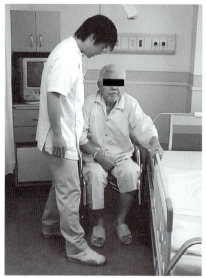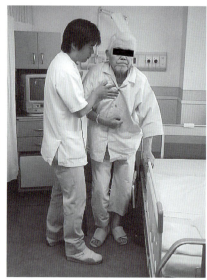

写2 介入後の移乗動作　inDVD 2-[2]

非麻痺側上下肢を優位に利用した重心コントロールを学習させることで，安全かつ実用的な移乗動作を習得させる．

側への荷重を促すことができる．

task 3　平行棒内歩行

▶▶▶ 麻痺側の遊脚期は，task 1の立位保持課題よりもさらに非麻痺側へ重心を偏倚させる必要があるという点で，難度が高い．麻痺側の立脚期は，必要に応じて装具を使用し，低下した支持性を介助しながら歩行訓練を実施する．ここでは麻痺側立脚期において，非麻痺側下肢によるコントロールからはずれた重心を，両脚支持期において，再度非麻痺側優位のコントロールへ自己修正する練習を行う．導入時においては麻痺側立脚時間の短縮をはかり，3動作そろえ型の歩行から練習する．task 1で学習した，静的場面における非麻痺側優位の重心コントロールを，動的場面においても自主的に活用していくことを促す課題である．

task 4　移乗動作（生活場面における練習）

▶▶▶ 実際の移乗動作を反復練習して，動作の最適化をはかる（写2）．移乗動作を始める前には，「まずしっかり立ちましょう」と言語指示をし，特に学習の初期においてはtask 1～3で学習した1つ1つの運動要素を明確に意識させる．身体的ガイド（physical guidance）[注1]やモデリング（modeling）[注2]を用いて動作の安定を図り，徐々に介助量を減らしていく．

平行棒を使用した立ち上がり動作では安定した重心のコントロールが可能なのに対し，実際の生活場面でのベッド移乗では，殿部を挙上した途端に勢いよく回転し，ベッドにドスンと腰掛ける症例を経験する．このような症例においては，目の前におかれた「ベッドに座る」という感覚で移乗動作に望んでいる場合が多い．「ベッド」という環境は，「寝る」ことをわれわれにアフォード（afford）し（47頁参照），訓練室で学習した立ち上がりができなくなるのである．移乗動作は「立ち上がり」「方向転換」「着座」の3要素からなり，各要素の安定性向上が移乗動作の獲得には欠かせ

注1）**身体的ガイド**（physical guidance）：セラピストが症例（全体，部分）を直接触って誘導する方法．誘導の強弱で介助量を調整する．
注2）**モデリング**（modeling）：セラピストや周囲の人を見て，それを模倣するように促す方法．

ない．訓練室で学習した移乗動作の要素（立ち上がり➡方向転換➡着座）をしっかりとイメージしてもらい，移乗動作の自立へ向けての最終段階として，実際の生活場面での反復練習がとても重要な課題となる．

Inclusion criteria

麻痺側の身体機能障害が重度で，かつ独力での代償的適応が困難な症例ほど，非麻痺側による代償的重心コントロールの学習が適応となる．機能評価を適切に行い，麻痺側下肢の支持性を把握したうえで，代償的コントロールの程度を決定する．

一方，今後のリハビリにより麻痺側下肢による重心コントロールが可能となることが予測される場合は，非麻痺側での代償を抑えた動作学習を計画しなくてはならない．

ポイント 1　難易度の調整

各taskにおける非麻痺側への重心移動は，徒手的な誘導のほかにも，非麻痺側の平行棒へ寄りかかることや，非麻痺側に提示した対象物へのリーチなど外的環境を設定した課題を併用する．また，学習初期には言語指示に加え，身体的ガイドやモデリングを併用する．非麻痺側優位の重心コントロールが習得されてきたら，言語指示や指差し，軽いタッピングなどを用いて徐々に介助量を減らし動作の定着をはかる．しかし，介助量を軽減したことで，非麻痺側下肢によるコントロールから逸脱しそうな際には，即座に身体的ガイドを用いて修正を加え，誤りなく動作を反復（無誤学習；errorless learning）[注3]できるように努める．イメージした通りの動きが出現した際には，うまくできていることをしっかりとフィードバックし，賞賛も加えて，標的動作への強化刺激とする．

またtask 4の移乗動作では，動作の方向（移乗が麻痺側方向か，非麻痺側方向か）や，移乗する座面の高低差の設定によっても難易度を調整する．ベッド－車椅子間における移乗動作が安定してきたら，トイレや食堂の椅子への移乗など，環境変化を織り交ぜた多様な場面設定を行い，移乗動作の定着と般化を促していく．

ポイント 2　上肢の役割

移乗動作の「方向転換」の際に，非麻痺側下肢の踏み替えが可能となれば，移乗動作の自由度は大きく拡大する．その際，手すりを用いた非麻痺側上肢による支持は，下肢にかかる荷重を分散するだけでなく，手すりの位置を変化させることで支持基底面の範囲を管理している．非麻痺側下肢による重心コントロールを促したければ，非麻痺側足底面よりも外側に支持基底面を拡大したほうが重心を非麻痺側へ促しやすくなる（図1・a）．

一方，前方への重心移動を促したければ，足底よりも前方へ手すりを設置して支持基底面を拡大したほうが，前方への重心移動を促しやすい（図1・b）．移乗動作の方向転換の際には，支持基底面の調整ができる横手すりが適しているが，上肢で体幹位置を微調整するには縦手すりのほうが重心をコントロールしやすい．縦手すりには手すりに体幹をもたれかけるような使用に際してもメリットがある．

注3）**無誤学習**（errorless learning）：セラピストの誘導や環境設定により，正しい動作しか生じさせないようにする指導手続き（次頁の「ステップアップ」も参照）

実践編　Ⅰ．理学療法

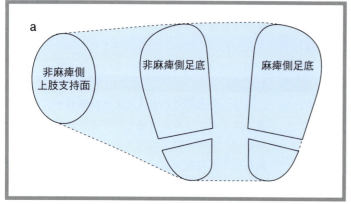

図1　上肢接地位置と支持基底面の変化

実線で上下肢の接地面（支持面）を示し，点線で支持基底面全体を示している．

a：非麻痺側下肢による重心コントロールを促したければ，非麻痺側足底面よりも外側に支持基底面を拡大させる．

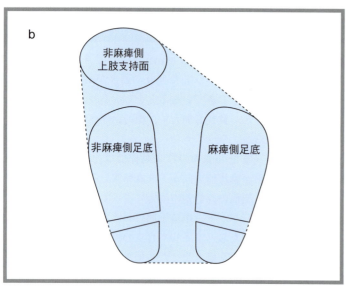

b：前方への重心移動を促したければ，足底よりも前方へ手すりを設置し支持基底面を拡大させる．

治療目的に応じた支持基底面を設定することが大切である．

ポイント3　装具の使用

装具は，立ち上がりや立位保持，および移乗動作における安定性向上のための代償手段として用いられる．足関節の側方安定性を確保し，膝折れのリスクを減らすために背屈制限をつける場合もある．また，処方にあたっては，装具の適切な使用を促すためにも，その目的を本人および介助者に簡単な言葉で説明し，装具の装着により移乗動作が楽になったことや，介助量が軽減したことを実感してもらうことが重要である．

ステップアップ

今回記述した症例における最適動作の設定が正解であったか，よりよい最適化の方法が別にあったかについては，議論の余地が十分に残っている．日々の臨床におけるアプローチの中でセラピスト同士が意見交換をし合い，互いにステップアップしていくことが重要であることはいうまでもない．

ポイント1で記述したように，動作指導の手

法の1つに**無誤学習**（errorless learning）がある．山本は症例の意欲を高めるための有効な方法として無誤学習を推奨している[3]．Hirotoらは，実験的に失敗を経験した群は，成功を経験した群に比べ，その後の課題における遂行能力が劣っていたと報告している[4]．無誤学習に対して，errorを経験しながら学習を促していく方法を，いわゆる**試行錯誤による学習**（trial & error learning）というが，どちらの方法がより運動学習自体を促進するかについては議論の余地が残っている．

近年，脳卒中症例に対し，どちらの学習方法がより有効かについての研究が進められている．Orrellらは脳卒中症例における立位バランス訓練について，2つの学習方法を比較し，立位バランス課題と同時に認知課題を与えた際，無誤学習群ではバランス能力の低下を認めなかったと報告している[5]．その反面，Mountらは脳卒中症例における移乗動作を含む日常生活動作訓練について，2つの学習方法を比較し，動作獲得までの日数に差は認めなかったが，類似した課題への般化という面では，試行錯誤型の学習が優れていたと報告している[6]．運動学習を促進する学習方法の選択に関しては，その時点における学習段階や記憶・認知機能も関与していると考えられ，それらを考慮しながら検討していく必要がある．

文献

1) Gibson JJ：ギブソン生態学的視覚論．サイエンス社，1985．
2) 佐々木正人：アフォーダンス—新しい認知の理論．岩波書店，1994．
3) 山本淳一：理学療法における応用行動分析学の基礎，1．理論と技法．PTジャーナル **35**(1)：59-64，2001．
4) Hiroto DS, Seligman MEP：Generality of learned helplessness in man. *Personality and Social Psychology* **31**：311-327, 1975.
5) Orrell AJ, et al：Motor Learning of a Dynamic Balancing Task After Stroke：Implicit Implications for Stroke Rehabilitation. *Phys Ther* **86**(3)：369-380, 2006.
6) Mount J, et al：Trial and error versus errorless learning of functional skills in patients with acute stroke. *Neuro Rehabilitation* **22**(2)：123-132, 2007.

（宮本真明・網本　和）

実践編　Ⅰ．理学療法

3. 脳卒中：立位
（左片麻痺）
DVD 症例 3

症例

60歳，男性，自営業（調理関係）
【病歴】右被殻-内包後脚-視床部脳出血（5×3.5 cm×8 slice），脳室穿破，左片麻痺
　　　　発症後10日目（立位訓練初日）
【評価】運動：Brunnstrom stage 下肢Ⅲ
　　　　　　　SIAS-motor 上肢近位1，
　　　　　　　手指1C，股関節2，膝関節2，
　　　　　　　足関節1
　　　　筋力：非麻痺側 MMT　5レベル
　　　　感覚：表在・深部感覚；重度鈍麻
　　　　高次脳機能：正常
　　　　基本動作：車椅子への移乗（中等度介助）
　　　　　　　　　立ち上がり（中等度から最大介助），立位保持（最小介助から中等度介助）
　　　　BMI：22.1

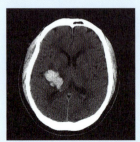
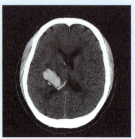

脳画像 頭部CT：右被殻出血（5 cm×3.5 cm×8 slice；内包，視床に進展し，脳室穿破を認める）

目標とする運動スキル
機能的な立位制御能力の再構築

目的 ▶▶▶「安定性と運動性を兼ねそなえた立位の獲得」
▶機能的な支持基底面上での重心管理による介助なしでの立位保持を習得させる
▶円滑な動作の基盤となる立位の制御方法を学習させる

学習前における標的動作の状況
非麻痺側下肢の過剰な筋活動に基づく屈曲姿勢

・症例の骨盤部は非麻痺側へ，肩甲帯部は麻痺側へ変位し，矢状面上"く"の字のアライメントを呈している（写1）．一方，前額面上では麻痺側股関節，膝関節が約30度屈曲し（写2），水平面上では両側肩関節を結んだ線が約20度麻痺側へ回旋している．また，両下肢および支持基底面を注視しているために，頭部は前屈している．

・筋活動は，非麻痺側大腿および下腿筋群に，強い同時収縮が認められる．

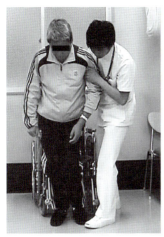

写1 学習前の立位（前額面）

 3-[1]

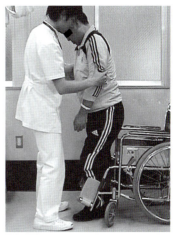

写2 学習前の立位（矢状面）

・左右下肢の荷重比「麻痺側：非麻痺側」はおおよそ「40：60」であり，麻痺側への荷重量を管理できなくなって，介助を要する場合がある．

片麻痺患者が初めて立位保持課題に取り組む場合，発症前と同様の運動戦略で立位姿勢を制御しようとするために，麻痺側下肢が管理できる荷重量を超えた状態で，立位を保持しようとする場合がある．しかしながら，麻痺側では，重力に抗して体重を支えるための下肢筋群の筋活動による伸展モーメントが十分に得られず，麻痺側方向へ転倒する．

これは，感覚や運動機能障害に応じた，機能的な支持基底面に関する情報が中枢で統合されていないことに起因する．また，矢状面上で認められる屈曲姿勢は，転倒への不安感および前後方向の不安定性に対して，非麻痺側下肢を屈曲させ，重心を低くするとともに時間的，空間的，力量的に優れた大腿部の筋群を用いることで，立位を保持しようと試みているためである．

動作分析に基づく課題設定

標的姿勢の解析から明らかになったように，本症例の最初の課題は機能的な支持基底面の再学習が中心となる．また，屈曲姿勢のまま立位保持に習熟した場合，立位での諸動作が円滑に行えなくなるため，**早期の段階から可能な範囲で直立に近い立位姿勢を促す**．したがって，初期の段階では，新しいアライメントで介助を必要としない立位保持の獲得を非麻痺側中心の制御によって目指す．

この時点においては，非麻痺側下肢筋群の同時収縮による剛性を高めた制御が有利であり，非麻痺側の過活動を無理に抑制することは困難である．

立位保持が可能となったら，立位姿勢でのリーチ動作や歩行に必要となる動的バランスとエネルギー効率を兼ね備えた立位姿勢の再構築を目指す．すなわち，非麻痺側の過剰な活動を抑制し，麻痺側の機能を適度にいかした立位制御の習得である．

以上の段階をスキーの運動学習にたとえるならば，全身を強張らせながら何とか滑降できるようになったスキーの初心者が，荷重方法を学習し，不要な力が抜けるようになることで，転倒することなくスムーズにターンができるようになる過程である．

実践編

I．理学療法

　最後に，ここまでの段階で再構築される姿勢は，現状の身体諸機能（感覚や運動障害など）のなかで最適化された立位である．したがって，これ以上に安定性や動的バランスなどのパフォーマンスの向上を図る場合，それを成し遂げるための身体諸機能の改善が必要であり，長期的な視点に立った新たな機能訓練の立案を要する．また，再構築されたアライメントや戦略は，リーチングや歩行などの立位動作の繰り返し訓練によって，影響を受ける場合がある．たとえば，立ち座り動作の繰り返しは，重心を後方に変位させる．したがって，全体の訓練内容がより高度な段階（歩行，階段昇降や動的バランスなど）へ展開した後も，ときどき立位姿勢を再評価し，必要に応じて修正する．

運動学習のターゲット

▶ 非麻痺側の過剰な筋活動の抑制と，麻痺肢機能の活用による立位姿勢の再構築

▶ 学習の成果判定に基づく新たな機能訓練の立案

課題とその再現法

task 1　機能的な支持基底面上での重心管理による介助なしでの立位保持

▶▶▶ 立位保持が自立していない初期の段階において，固有受容感覚にターゲットを当てた言語による具体的なフィードバックは効果的でない場合が多い．全身を緊張させて後方重心で滑走しているスキーの初心者に，"もっと重心を前にかけて"と教示しても難しいことと同じである．この場合，緩斜面を利用し，手足をとって"感覚をつかませる"といった手段が用いられる．立位の学習も同様で，立位保持課題を始めたばかりの片麻痺患者に，"重心を非麻痺側にかけて"という教示を与えると，非麻痺側下肢を過剰に意識して伸展させてしまい，逆に重心が麻痺側に変位してしまう場合がある[注1)]．写3は教示が逆効果になっている例である．

　このような場合には，言語によるフィードバックを最小限にし，環境設定を変えることでターゲットとなる姿勢をなるべく無意識に再現させ，内在的フィードバックへ注意を向けさせるほうがよい．そのためのひとつの例が写4である．本症例では，麻痺側下肢への過荷重を抑制し，非麻痺側中心の立位保持を学習してもらうために，平行棒を把持させることによって支持基底面を非麻痺側に広げ，麻痺側の足部位置を後内側方向へ若干移動させ，立ち上がりの際に主に非麻痺側で制御できるようにわずかな介助（強制的ではなく，誘導的な操作）を加えている（写4）．言語による教示は"よいほうの手足を使って立とう"という程度にとどめる．その結果，無理なく重心を非麻痺側方向に誘導することができる．

　この動作（姿勢）を繰り返しながら，右上肢の支持を漸減させていくことで，機能的な支持基底面の範囲を学習し，非麻痺側を中心とした立位保持を再現させる．しかしながら，本症例は重度の感覚鈍麻とそれにともなう不安があるために，支

注1) 人間の立位は，中枢神経系によって，感覚－運動機能，支持基底面，床反力作用点，重力などさまざまな内的，外的環境を統合し，最適な位置に重心を制御することで，成り立っている[3)]．つまり，環境や能力に応じた姿勢という意味においては，スキー初心者の過度の後方重心も決して不良肢位というわけではない．健常者と異なるアライメントあるいは重心位置を，言語フィードバックあるいは他動的な誘導によって変位させようとしても，患者に重心を制御する身体諸機能が整っていなければ，すぐにもとの位置に戻るか，場合によっては抵抗し，逆効果になる可能性もある．したがって，単に重心の位置を変位させる方法を模索するのではなく，なぜその位置で重心を制御しているのかについて，運動学的，運動力学的に分析することが重要である．

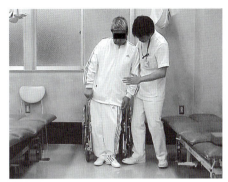

写3 誤った教示による課題の再現例

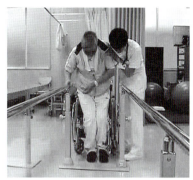

写4 task 1 の学習方法の例

inDVD 3-[2]

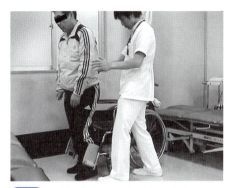

写5 介助なしでの最初の立位姿勢

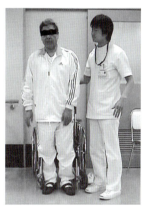

写6 task 1 の学習成果

持基底面を注視したままで，全体的に屈曲位での立位姿勢となっている（写5）．そこで次に"足を覗き込んで凝視するのではなく，視線を落として足を見よう"と教示し，立位訓練を継続した．その結果，写6のように直立に近いアライメントで非麻痺側を中心とした立位の保持が可能となった．なお，この教示の真の目的は，頭部を伸展させることのみではなく，視線で足部を捕らえるために下肢および体幹を伸展させることにある．

task2 非麻痺側の過剰な筋活動の抑制と麻痺肢機能の活用による立位姿勢の再構築

▶▶▶ task 1 の学習によって介助なしでの立位保持が可能になったが，非麻痺側への荷重量は体重の約80％となり，この非麻痺側への過剰な依存が，日常生活に必要な諸動作の開始姿勢としての機能を制約してしまっている．したがって，このtaskでは麻痺側の利用率を増やし，非麻痺側の過剰な活動を減じることで，機能的な支持基底面の認識を麻痺側方向へ拡大させ，安定した立位を維持しつつ，運動面においても優れた立位姿勢を構築することを目的とする．この標的となる姿勢は，健常者の立位に近く，直立，左右対称で，可能な限りリラックスした状態である．ここでも，「麻痺側へ重心をかけて！」という教示では効果は得られない．再びスキーの学習でたとえると，重心を前方に変位させたい場合，優れたコーチは直接制御が困難な"重心"というキーワードを避けて，"（ブーツの上端に接する）脛の部分で体重を受けて"と教示する．このように固有受容感覚

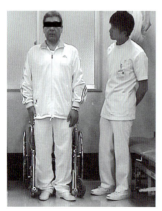

写7 task 2 の学習成果

  3-[3]

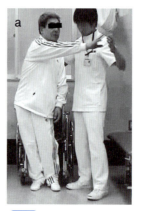
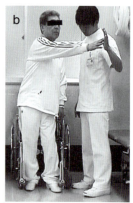

写8 リーチ動作
a は task 2 初期段階，b は後期段階

を触覚や圧覚に置き換えてフィードバックすることはこの段階においても有用である．しかしながら，本症例は重度の感覚鈍麻があり，感覚情報に関する言語的なフィードバックでの学習が困難であった．

そこで，極力無意識下で麻痺側を適度かつ強制的に利用させるために，平行棒内で非麻痺側のステップ動作を介助下で繰り返して麻痺側への荷重を誘導した．そのうえで，静止立位について鏡や体重計を用いて，視覚的，力学的および言語的フィードバックを随時与えながら，学習を継続した．その結果，麻痺側対非麻痺側の荷重比は約20対80から30対70となり，非麻痺側の過剰な筋活動が減少し，アライメントも健常者の立位に近づいた（写7）．

写8・a は task 2 の初期段階におけるリーチ動作である．下肢機能が十分にいかされていない．一方，最終段階では，顕著な下肢の機能回復を認めなかったが，静止立位やリーチ動作の訓練によって，支持基底面内での麻痺側への重心の変位が可能となり，パフォーマンス（リーチ距離）も向上している（写8・b）．

task3 立位動作の習熟にともなう立位姿勢の再評価と機能訓練の立案

▶▶▶ task 2 で静止立位の学習はひとまず完了する．しかしながら，本症例は静止立位および立位での諸動作において，わずかな股関節および膝関節の屈曲が残存しており，左右方向の動揺量も健常者に比べて大きいままであった．これらの原因のひとつは，立位を支持するための機能が十分に回復していないことである（SIAS下肢：2-2-2）．したがって，長期的な視点で，この基盤をなす大殿筋，中殿筋および大腿四頭筋の機能回復を図り，立位に適用していくことが，さらなるパフォーマンスの向上にとって重要となる．

また，「動作解析に基づく課題設定」の項で述べたように，歩行訓練やリーチ動作など動的立位へ訓練の焦点がシフトすると，特定の動作に応じて静止立位が変化することがある．この問題の解決には，ときどき静止立位に関するフィードバックを与えて，task 2 で学習した姿勢を再現させることが重要である．

Inclusion criteria

すべての片麻痺患者が対象であり，症状の程度や回復段階に合わせて，千差万別の訓練が存在する．理想的な静止立位は，そこから行われる諸動作を安定して，円滑に，高いパフォーマンスで遂行できるためにある．健常者と同様のアライメントを作り出すというよりは，自然な形で誘導する

ように心がける．また，限られた時間のなかでは，静止立位の学習を省略して，動作の学習に時間を費やすことも大切である．

ポイント 1　「代償的適応」を運動学，運動力学および神経生理学的側面から詳細に分析する

静止立位は，中枢神経系によって身体諸機能や環境に応じて，最も効率的な位置に重心を制御することで，成し遂げられる．直接的かつ強引に姿勢を矯正しようとすれば，成果が得られないばかりか逆効果に陥ることもある．したがって，姿勢の背景を詳細に分析することができなければ，機能的で最適な姿勢を再構築することはできない．

ポイント 2　ターゲットとなる姿勢を過剰に意識させない環境設定，教示やフィードバックを用いる

静止立位を学習する初期の段階において，直接的な教示はかえって混乱を招く場合がある．間接的でわかりやすい（再現しやすい）教示を与えるだけでなく，外部環境の設定が重要となる．

ポイント 3　立位の学習は，その後に行われる動作とのセットで考える

理想的なアライメントでも，動作時に過緊張でスムーズな運動ができなければ，その姿勢の価値は著しく低下する．したがって，常にその後の動作とのセットで考えることが重要である．

ポイント 4　最初から理想的な立位（特にアライメント）を追求しない

立位の回復にもさまざまな側面，段階があり，1つひとつの積み重ねが重要である．そのためには自然回復，代償的適応と訓練による成果を明確に区別することが必要である．

以上のポイントは，特に静止立位の習熟に焦点をあてているが，運動学習を基本とする理学療法において，①詳細な動作，姿勢分析に基づく適切な課題を設定し，②もっとも効果的な環境設定やフィードバックによって目標に近づけ，③必要に応じて微細な介助（ハンドリング）によって意図する方向に誘導することは共通の要点である．

ステップアップ

一人ひとりの症例に，より効果的な治療を提供するためには，運動学，運動力学的な側面からの詳細な姿勢分析，片麻痺患者の運動学習や感覚-運動制御に関する基本的な知識に加えて，静止立位特有の生体力学的，神経生理学的なメカニズムを理解する必要がある．

健常者の静止立位では，重心点が足圧中心点（作用点）より前方に位置し，足関節を中心とした精密な機構によって，足圧中心の動揺振幅は前後20 mm 以内で制御されている．この優れた制御を達成するためには，両側足部および下腿からの感覚入力と，それに基づく下腿筋群の運動制御が重要である[1-4]．

一方，片麻痺患者や片側下腿の感覚入力を遮断

した場合の静止立位では，足圧中心は非麻痺側および後方に変位し，非麻痺側下腿や両側大腿部の努力的な筋活動によって制御されている．結果，足圧中心の動揺は，麻痺側に比べ非麻痺側において著しく大きく，荷重量は非麻痺側で多い[4-6]．

亜急性期の片麻痺患者（発症後3〜20週）の静止立位バランスは，数週から10週間程度の一般的なリハビリテーションによって，左右方向の動揺が約40%，麻痺側への荷重量が数%から約10%回復するが，ADLや歩行自立度の改善とは相関しない．また，荷重量の非対称性を改善するために，床反力計による視覚的フィードバックや補高，杖あるいは装具などの有効性が示されているが，これらのアプローチでは歩行速度や動揺量は改善しにくい．さらにターゲットとする筋活動（例えば中殿筋）は他動的・強制的に荷重させても，回復しないことが示されている[7-10]．

脳卒中片麻痺患者の特異的な姿勢制御は，決して異常な行動ではなく，中枢神経系が姿勢保持を最適に行うために適応した結果である[11]．したがってセラピストの役割は，とくに運動学的に，単に健常者に近づけることではなく，姿勢制御の機能的な最適化を手助けすると同時に，長期的な視点から，よりパフォーマンスの優れた立位を導くことである．そのためには，運動学習の基本的知識やデリケートなハンドリング技術を身につけるだけでなく，健常者と片麻痺患者の立位保持のメカニズムおよび代償的適応を理解し，片麻痺患者の治療成績を検証し，個々の症例に最も適した治療方法を創意工夫することが重要である．そして，科学的根拠に基づく治療の試行錯誤は，患者の代償的適応，自然回復と訓練による成果を明確に区別することを可能にする．

文献

1) Rothwell J : Posture. In Control of Human Voluntary Movement, 2nd ed, Chapman & Hall, London, 1994, 252-292.
2) 政二 慶，阿部匡樹：バイオメカニクス的手法を用いた静止立位制御機構の解析．バイオメカニクス研究 9(1)：10-17, 2005.
3) Massion J : Postural control systems in developmental perspective. Neurosci Biobehav Rev 4(22)：465-472, 1998.
4) Imai S, et al : Motor strategies responsible for maintaining standing posture after deafferentation of the unilateral leg. Arch Phys Med Rehabil 86(10)：2027-2033, 2005.
5) de Haart M, et al : Recovery of standing balance in postacute stroke patients: a rehabilitation cohort study. Arch Phys Med Rehabil 85(6)：886-895, 2004.
6) 長谷公隆・他：姿勢制御の機能的再構築．臨床脳波 43(11)：717-722, 2001.
7) Geurts AC, et al : A review of standing balance recovery from stroke. Gait Posture 22(3)：267-281, 2005.
8) Barclay-Goddard R, et al : Force platform feedback for standing balance training after stroke. Cochrane Database Syst Rev 18(4)：CD 004129, 2004.
9) Van Peppen RP, et al : Effects of visual feedback therapy on postural control in bilateral standing after stroke: a systematic review. J Rehabil Med 35(1)：3-9, 2006.
10) Paillex R, So A : Changes in the standing posture of stroke patients during rehabilitation. Gait Posture 21(4)：403-409, 2005.
11) Latash ML, Nicholas JJ : Motor control research in rehabilitation medicine. Disabil Rehabil 18(6)：293-299, 1996.

（今井覚志）

実践編　Ⅰ．理学療法

4. 脳卒中：歩行
反張膝（右片麻痺）

DVD 症例 ④

症 例

60 歳，女性，主婦

【病歴】脳出血発症後 1 年 9 カ月，右片麻痺
【評価】運動：Brunnstrom stage 上肢Ⅲ，
　　　　　　　下肢Ⅳ
　　　　　　SIAS-motor 股関節 4,
　　　　　　膝関節 4, 足関節 3
　　　　筋緊張：Modified Ashworth scale
　　　　　　足関節 1
　　　　感覚：表在覚-5/10，深部覚-中等度低下
【歩行状況】T字杖，プラスチック短下肢装具

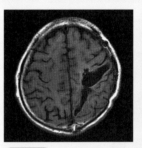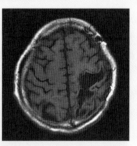

脳画像　右頭頂葉に脳出血術後の空洞性病変を広範囲に認める（T1強調画像）．

目標とする運動スキル
麻痺側立脚期における膝関節の運動制御

目的▶▶▶「歩行時の反張膝の改善」
▶麻痺側立脚期に，膝関節屈曲位で体重を管理できるようにする
▶麻痺側立脚期における体幹・下肢のアライメントを調節する
▶麻痺側立脚期の円滑な体重移動を習得させる

学習前における標的動作の状況
麻痺側立脚期における下肢伸展パターンと反張膝

・麻痺側下肢に荷重することはできるが，膝関節が過伸展してしまう（写1）．
・意識することでわずかに反張膝を軽減することはできるが，歩行速度が低下し，アライメントが不良となる．

動作分析に基づく課題設定

装具未装着による歩行立脚期では，下肢伸展パターンを呈し，体幹前傾，股関節屈曲，膝関節過

実践編

Ⅰ．理学療法

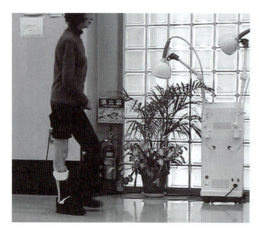

写1 学習前における標的動作の状況（代償的適応）

 4-[1]

T字杖と短下肢装具を使用しても麻痺側立脚期に反張膝が出現していた．

伸展，足関節底屈位で荷重してしまい，麻痺側下肢の円滑な体重移動が困難である．

これらのことから，「立位姿勢における膝関節屈曲位での体重支持と装具装着下でのアライメントを調節した歩行」の学習を要する．具体的には，歩行の前段階である立位姿勢において，膝関節屈曲位で体重支持することと，体幹・下肢のアライメント調節が必要になる．立位姿勢で反張膝の制御ができるようになったら，歩行においても同様に実施する．

運動学習のターゲット

▶スクワット動作
▶立位のアライメント調節
▶膝関節のコントロールを意識した歩行練習

課題とその再現法

task1 スクワット動作

▶▶▶ 大腿四頭筋の筋活動および痙縮を改善して，膝関節屈曲位での体重支持を習得するための課題．立位から座位までの間を膝関節の運動を意識しながら繰り返し練習する．特に，歩行立脚期に重要となる膝関節軽度屈曲位での体重支持を集中的に行う．座位から立位にかけて膝関節を伸展していく際には，反張膝にならないように注意し，その手前で止められるようにコントロールする（写2）．

task2 立位のアライメント調節

▶▶▶ 代償的な立位姿勢を改善して，体幹・下肢の適切な位置と体重支持を習得するための課題．立位姿勢において全身のアライメント調節を確認しながら練習する．膝関節の過伸展のみに注目せず，身体各部との関係が重要である．特に足関節および股関節の位置は膝関節のコントロールに大きく影響するため，注意深く調節する（写3）．

task3 膝関節のコントロールを意識した歩行練習

▶▶▶ 麻痺側立脚期に，膝関節屈曲位での体重支持と体幹・下肢のアライメントを調節して，円滑な体重移動を習得するための課題．スクワット動作および立位のアライメント調節がある程度できるようになったら，歩行練習を行う．特に麻痺側立脚期の膝関節のコントロールに注目し，全身の

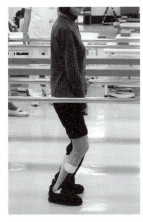
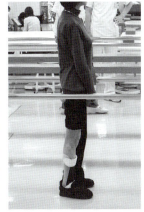

写2 スクワット動作

inDVD 4-[2]

平行棒内での上肢支持および短下肢装具を装着した状態で，麻痺側膝関節屈曲位の体重支持を意識しながら，練習を繰り返す．

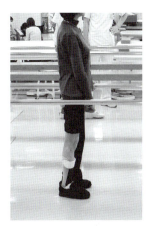
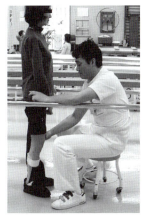

写3 立位のアライメント調節

inDVD 4-[3]

平行棒内での上肢支持および短下肢装具を装着した状態で，反張膝をコントロールしながら，全身のアライメントを調節する．

アライメントとともに調節する．課題の初期にはコントロールを容易にするために，短下肢装具などの使用も考慮する（写4）．

これらの課題による再学習を効率的に実施するためには，適切なフィードバックを与えることが有効とされている．フィードバックは，個々の症例の状態および標的課題により選択するが，段階的に与えることが望ましい．

第1段階：視覚情報によるフィードバック

標的課題の実施において，鏡などの視覚情報を用いてフィードバックする．体幹・下肢のアライメントを，視覚情報により確認・修正し，適切な位置へと調節する．

第2段階：視覚情報から固有感覚情報によるフィードバックへ

視覚情報でのフィードバックにおいて，ある程度の調節ができるようになったら，視覚情報を減少して固有感覚情報へと変換する．関節位置および荷重状況についてのフィードバックにより確認・修正を繰り返す．

第3段階：固有感覚情報から自動化へ

固有感覚情報によるフィードバックでも調節ができるようになったら，最終的には自己の確認のみで調節できるようにする．

Inclusion criteria

本課題が適応となるのは，運動麻痺Brunnstrom stage下肢Ⅲ，SIAS-M下肢近位テスト股関節3，下肢近位テスト膝関節3，下肢遠位テスト足関節2であるが，杖と装具を用いて歩行可能

I．理学療法

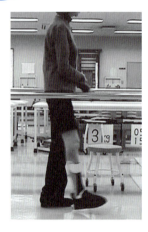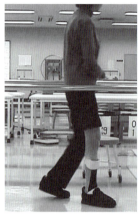

写4 膝関節のコントロールを意識した歩行練習

inDVD 4-[4]

平行棒内での上肢支持および短下肢装具を装着した状態で，麻痺側立脚期に膝関節屈曲位での体重支持を意識した歩行を繰り返す．

であれば適応となる．下肢の筋緊張がMAS 1であることが望ましいが，2以上の場合はストレッチなどを併用して課題を行う．

ポイント 1 　運動学習における意義

脳卒中の歩行再学習を目的とした治療では，伝統的な理学療法アプローチよりも集中的な課題指向型アプローチのほうが推奨されている．前段階として立位の課題に時間を費やすのもよいが，さまざまな補助具を用いてでも，早期から歩行の課題において改善を図るほうが望ましい．

ポイント 2 　難易度の調整

通常の立位・歩行が困難であれば，平行棒などを用いての上肢支持もしくはbody-weight support（BWS）装置での部分免荷により，下肢への荷重を調節した環境で行う．この条件では麻痺側下肢への荷重量が軽減されるため，膝関節のコントロールが容易になる．その後は，反張膝の状況を確認しながら，徐々に麻痺側下肢への荷重量を増やす．免荷なしの条件においても，膝関節のコントロールが良好にできるようになれば，トレッドミルによる速度変化した環境，および短下肢装具未装着による歩行でも実施してみる（表）．

表 反張膝を管理するうえでの脳卒中患者にとっての難易度

難易度	やさしい ←			→ 難しい
荷重の条件	部分免荷	部分免荷	免荷なし	免荷なし
装具　膝装具	あり	なし	なし	なし
短下肢装具	あり	あり	あり	なし

※部分免荷には，平行棒またはBWS装置などを使用する．
※短下肢装具は，角度調節などによる変更も考慮する．

ポイント 3 　代償手段の利用

課題の導入時において，下肢伸展パターンの増強がみられる場合には，足関節の角度調節が可能

な短下肢装具を用いた歩行を試みる．歩行時の反張膝の原因は多岐にわたるが，足関節底屈運動の関与も大きいため，短下肢装具が有効な場合がある．足関節の角度調節ができない短下肢装具の場合には，下腿後面にタオルを入れるなどして足関節背屈位を調節するか，麻痺側を補高するなどしてもよい．また，短下肢装具のみでコントロールできない場合には，スウェーデン式膝装具を併用することも試みる．

短下肢装具を適応するポイント：立位・歩行の課題において膝関節屈曲運動を誘導する際に，下腿三頭筋の過剰な筋活動などによって足関節背屈運動が他動的にも困難な場合に適応となる．短下肢装具を装着しての動作では，症例の随意運動に伴う痙縮による関節運動の制限を軽減して，課題を行うことができる．また，短下肢装具の装着により足部の支持性が向上することで，麻痺側下肢への荷重量および荷重時間が増加し，繰り返し運動が円滑に行えるようになる．

スウェーデン式膝装具を適応するポイント：短下肢装具を装着して課題を施行したときにも，反張膝が軽減しない場合などに適応となる．個々の症例および標的動作によって装具を選択するが，スウェーデン式膝装具のみ使用するよりも，短下肢装具と併用するほうが反張膝を調節しやすい．

ステップアップ

1. 麻痺が重度な患者にはペダリング運動から始める

重度の麻痺もしくは大腿四頭筋の筋力低下では，立位・歩行の安定に必要な麻痺側下肢の支持性が十分に得られないため，まずは非麻痺側下肢との交互運動により筋活動を誘発してみるとよい．自転車エルゴメータのペダルに麻痺側下肢を固定し，麻痺側下肢の伸展運動を意識しながら，歩行に類似した交互運動を試みる．

2. 学習効果を感覚入力によって高める

感覚情報に基づいた運動（externally guided movements）の調節機構が保たれていれば，歩行時に聴覚情報を入力してみる．Morris ら[1]は，膝関節角度計からの情報を音声信号に変換して，歩行時の膝関節角度をフィードバックすることで，膝関節伸展角度と歩行速度が改善することを報告している．

また，立位時にも視覚情報を入力してみる．Chung ら[2]は，膝関節角度計からの情報を視覚情報に変換して，立位時の膝関節角度をフィードバックすることで，膝関節角度調節と歩行能力および下肢筋力が改善することを報告している．

3. 立脚初期の足関節運動も追加する

歩行立脚期の反張膝との関係においてしばしば問題となるのが，立脚初期における足関節のコントロールである[3]．Aiello ら[4]は，歩行時の麻痺側下肢の前脛骨筋と，腓腹筋外側頭からの筋活動を視覚情報に変換してフィードバックすることで，歩行速度，麻痺側立脚時間，膝伸展モーメントが改善することを報告している．

文献

1) Morris ME, et al：Electrogoniometric feedback：its effect on genu recurvatum in stroke. Arch Phys Med Rehabil **73**：1147-1154, 1992.
2) Chung YJ, et al：Effect of the knee joint tracking in closed kinetic chain condition for stroke patients. Restor Neurol Neurosci **24**：173-180, 2006.
3) Higginson JS, et al：Effect of equinu foot placement and intrinsic muscle response on knee extension during stance. Gait Posture **23**：32-36, 2006.
4) Aiello E, et al：Visual EMG Biofeedback to improve ankle function in hemiparetic gait. Conf. Proc. IEEE. Eng Med Biol Soc **7**：7703-7706, 2005.

（小林　賢）

実践編 I．理学療法

5. 脳卒中：歩行
麻痺側下肢制御の再構築（右片麻痺）

DVD症例 5

症例

64歳，女性，無職

【病歴】脳梗塞発症後5年，右麻痺
【評価】運動：Brunnstrom stage 下肢Ⅲ
　　　　　　　SIAS-motor 股関節3，膝関節3，足関節2
　　　　関節可動域：足関節背屈　右0度
　　　　筋緊張：Modified Ashworth scale 1
　　　　筋力：非麻痺側下肢 MMT 4～5レベル
　　　　感覚：明らかな問題なし
【歩行状況】T字杖・プラスチック短下肢装具で屋内自立，屋外歩行は監視

目標とする運動スキル
身体を支持し，重心を前方へ移動する麻痺肢の能力

目的▶▶▶「立脚期の麻痺肢使用の習得による屋外歩行自立」
▶杖に頼らずに，麻痺側下肢立脚期を制御する能力を高める
▶非麻痺側下肢および体幹による不必要な代償を抑制する
▶麻痺側の遊脚期における足部クリアランスを改善する

学習前における標的動作の状況
非麻痺側と杖の代償に基づく麻痺側立脚期制御

▶麻痺側立脚初期～中期
　側方安定性を得るために，杖を斜め側方につき，非麻痺側で麻痺側踵接地後の重心をできる限り制御している．
▶麻痺側立脚後期
　麻痺側股関節伸展・膝関節屈曲が十分でない時点で，遊脚期に移行しようとするために，機能的に麻痺側下肢が長くなる．
▶麻痺側遊脚初期～遊脚期
　機能的に長い麻痺側下肢を振り出すために，分回し・骨盤後傾，挙上・非麻痺側への体幹側屈を行う．重心を非麻痺側後外方に変位させて，非麻痺側下肢・体幹の代償により振り出しを行っている．

動作分析に基づく課題設定

歩行というリズム運動において，身体を支持し，重心移動を管理する役割を，非麻痺側下肢に集中させているために，杖への過剰な依存，麻痺側下肢および体幹の代償運動をきたしている．このことから，脳卒中発症後数年間で構築された非麻痺側依存の片麻痺歩行に対して，麻痺側下肢における立脚期の重心管理を促す課題を設定する．

運動学習のターゲット

- ▶ 麻痺側下肢による重心管理を自動化するための歩行を学習できる環境の設定
- ▶ 新しい環境下で習得した歩行パターンの般化
- ▶ 非麻痺側下肢による過剰な代償の排除

課題とその再現法

task1 セラピストの徒手的介助

▶▶▶ 麻痺側立脚後期の股関節伸展を介助，非麻痺側への体幹側屈を制限した状態での歩行を反復する．杖の長さを調整して，体幹側屈制御ならびに杖の使用方法を指導することで，歩容の改善は得られるが，患者本人は不安定さを感じており，恐怖心によって麻痺側足部内反が増悪してしまう場合がある．麻痺側下肢上でのボディコントロールに重点を置いた，別の要素訓練を付加する必要がある．

task2 トレッドミル歩行訓練

▶▶▶ トレッドミルでの強制的なリズム訓練を実施することで，現時点での歩行パターンを再教育することができる．体幹をセラピストが制御しながら，麻痺側股関節の伸展を促すことで，歩容の改善が期待できる．しかし，非麻痺側下肢の代償による歩行からの脱却は難しく，キャリーオーバーも限定的である場合が多い．

task3 シミュレーション用下腿義足[注1)]を非麻痺側に適用した歩行訓練[1)]

▶▶▶ 慢性期片麻痺症例に対して非麻痺側に不安定な状況を強制し，麻痺側立脚期に重心管理のスキルを再教育する目的で行う（図1，写1，2）．足・膝固定式のシミュレーション用義足を使用することで，歩行時における非麻痺側下肢からの感覚情報を抑制した学習環境下で，麻痺側下肢を用いた新しい歩行制御の再構築を援助する．

Inclusion criteria

[義足を用いた片麻痺歩行訓練]

シミュレーション用下腿義足を用いた歩行訓練は，運動麻痺 Brunnstrome stage 下肢Ⅲ，SIAS-M（3-3-1）以上，重度な感覚障害および認知機能障害がないこと，また杖・装具にて歩行が自立していることが，現時点での適応条件である．

注1) **シミュレーション用下腿義足を用いた歩行訓練**：筆者の施設にて行われている訓練法で，片麻痺症例に対し非麻痺側による代償を抑制し，麻痺側下肢による立脚期の運動制御を再学習させる目的で考案された歩行訓練．

実践編

Ⅰ．理学療法

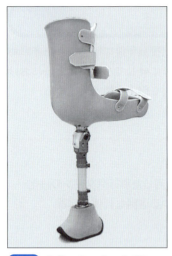

図1 シミュレーション用下腿義足

シミュレーション用下腿義足は、非麻痺側膝関節90度屈曲位で装着し、義足の膝継手は伸展位で固定、足部は木製でロッカーボトムとなっている。

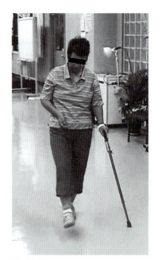

写1 運動学習前の歩行
inDVD 5-[1]

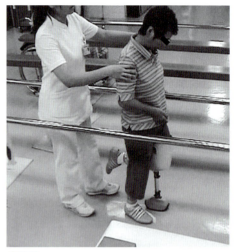

写2 義足歩行訓練（平行棒）
inDVD 5-[2]

ポイント 1　歩行リズム運動のなかでの課題設定

　運動学習における課題特異的効果を考慮すると、いかに目標とする歩行に類似させた訓練を提供できるかが重要である。Bernstein（1967）[1]によると、「歩行」は、最も高度に自動化した運動であり、その1つひとつの運動が細部にわたって決定された一定のパターンが、次々に反復、連続したものによって構成されている。一方、歩行においては、1990年代以降、脊髄にあるCPG[注2]の関与が明らかとなり、高度にパターン化された運動であることが知られている。そのため、歩行の特異性を考慮すると、まずリズム・スピードといった動作の滑らかさを重視し、歩行パターンのなかで訓練することが望ましい。しかしながら、義足という新しい環境に適応するには時間を要するため、歩行のリズムが損なわれないように難易度を設定する必要がある。

ポイント 2　代償手段の利用による難易度の調整

　非麻痺側下肢に義足を適用した歩行は、片麻痺患者にとって難易度の高い課題であることから、代償的手段を用いることにより、できる限りスムーズな歩行を提供する。

▶平行棒内歩行から開始し、歩行器歩行に変更
　つまり、上肢での代償の程度で課題の難易度を調整する。

▶本例はショートタイプの短下肢装具を使用
　義足歩行訓練開始当初は、非麻痺側下肢に義足を装着したことにより、非麻痺側立脚期が不安定となり、本例が用いている短下肢装具では、麻痺側振り出しがさらに困難となった。そのため、足

注2）**CPG**（central pattern generator）：脊髄に存在するといわれ、より中枢の入力および末梢の感覚入力なしに周期的な運動を発生させる神経機構。咀嚼・呼吸・歩行・水泳などの運動に関与するといわれている。

5. 脳卒中：歩行

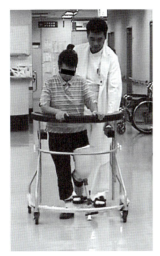

写3 義足歩行訓練（歩行器）
inDVD 5-[3]

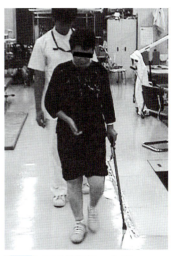

写4 運動学習後の歩行
inDVD 5-[4]

部のクリアランスを確保するために，屈曲パターンが増強していた．

よって，内反抑制が強いより長めの短下肢装具を使用した．

▶歩行器での義足歩行（写3, 4）

歩行器での義足歩行がある程度可能となった段階において，麻痺側立脚中期に重心が後方へ戻ってしまう状態であったため，よりスムーズな重心の前方移動を学習させる目的で踵補高を行った．

ポイント 3 　課題で獲得した運動スキルの般化

義足歩行訓練では，歩行を課題としているとはいえ，義足を使用した歩行訓練が，それを外した後にどのような学習効果をもたらしたかを，必ず確認する必要がある．義足を用いたことによって生じ得る過剰な代償が，膝関節の反張などの異常歩行パターンをきたしていないかを見定めるとともに，その評価に応じて義足歩行の環境（難易度）を調整することが重要である．

ポイント 4 　フィードバックを行う

運動学習の過程は，以下の3段階に分けられる[2]ため，その段階に合わせたフィードバックを下記の目安で付与し，行う．

▶認知段階

患者の情報処理能力に注意しながら，必要なフィードバックを言語，徒手的介入，補装具を用いて行い，目標とする動作を認知させる．

▶連合段階

徐々にフィードバックの回数を減らす．

▶自動化段階

フィードバックは動作終了後，まとめて行う．

段階にあったフィードバックを行うことで，フィードバックへの依存を回避する．

義足歩行練のなかで，実際には以下のようなフィードバックを行った．

義足に適応する段階においては，平行棒内で姿勢を「真っ直ぐに保つ」という大きなところから

I．理学療法

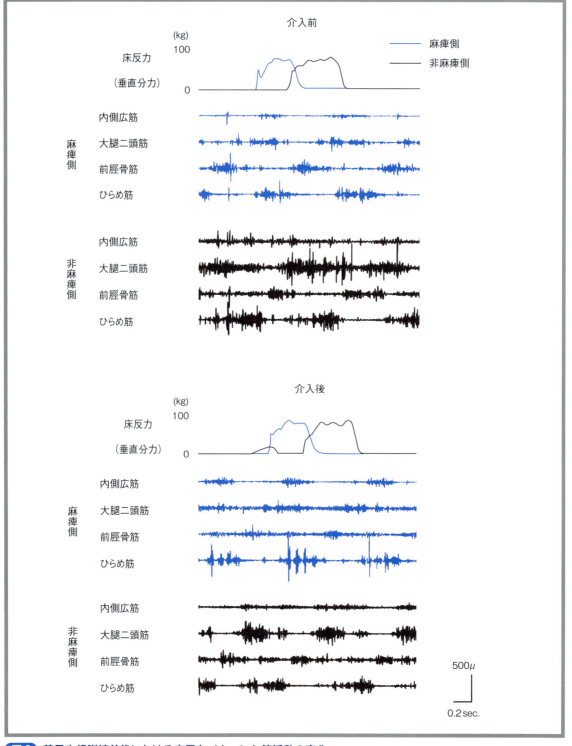

図2 義足歩行訓練前後における床反力パターンと筋活動の変化
シミュレーション用下腿義足を非麻痺側に適用して歩行訓練を実施した結果，麻痺側下肢における立脚初期の床反力垂直分力が増加し，非麻痺側下肢の相性活動が獲得された．

始め，スムーズな重心移動となるように骨盤を徒手的に介助した．また，目標とする動作を認知できるよう，介助量を減らすことよりもスムーズな重心移動ができるように介助を行った．そのうえで，「今の感じです」「もう少し麻痺側に荷重してください」などとそのつどのフィードバックを行い，動作への意識を高めさせた．

目標とする動作の習得とともに，少しずつフィードバックの回数を減らし，「次の1周はもう少し歩幅を狭くして，スピードを上げてください」などと，まとまったフィードバックを与え，目標となる歩容を自動化させた．

ステップアップ

1．重心のスムーズな前方移動の再学習

義足歩行訓練の結果，標的としていた「歩行時において麻痺側下肢の使用を促す」動作が習得された．また，学習前にみられた，麻痺側立脚初期から中期の杖への過剰な荷重，麻痺側遊脚初期から中期での分回し，骨盤挙上・後傾，非麻痺側への体幹側屈のすべての異常動作は減少し，リズムが改善した．

これは，義足歩行訓練を行うことで，麻痺側下肢への荷重が強制されると同時に，麻痺側の立脚期において，重心のスムーズな前方移動を再学習したことによる．そのため機能的に麻痺側下肢が長くなるという現象が減り，よりスムーズな振り出しが可能となった．さらに，その結果として非麻痺側下肢・体幹における代償動作が減少した．これらの現象，すなわち，麻痺側立脚後期の股関節伸展，膝関節屈曲を促し，麻痺側下肢の分回し歩行を改善する効果は，セラピストが片麻痺歩行に対して，最もよく用いる代償手段である杖の効果[3]と同様である．

2．麻痺側下肢の使用による非麻痺側下肢機能の改善

図2は，義足歩行訓練前後における1歩行周期の床反力垂直成分とその前後の両側下肢筋活動である．麻痺側下肢の立脚早期における荷重の増加と両脚支持期での非麻痺側下肢荷重量の減少に基づいて，特に歩行周期における非麻痺側下肢の同時収縮が軽減している．片麻痺歩行では，麻痺側下肢の機能を代償するために，麻痺側下肢の同時収縮に基づく立脚期制御が行われている[4]．義足を用いた歩行という新たな環境下での潜在学習は，麻痺側下肢の使用を促すだけでなく，代償に縛られていた非麻痺側下肢の機能を開放し，新たな片麻痺歩行のパターンが形成できる．

3．片麻痺歩行の捉え方

本症例での歩行評価からも明らかなように，片麻痺歩行における異常動作は，1つの現象にとらわれるのではなく，麻痺側・非麻痺側との相互関係および立脚期から遊脚期の移行における運動力学的特徴を，全体的にかつ連結性を考慮して捉えることが重要である．また，歩行の再学習においては，その動作特異性であるパターン化を重視した訓練方法を検討していく必要がある．

文献

1) 鈴木悦子・他：非麻痺側下肢にシミュレーション用義足を適用した片麻痺歩行訓練の有用性．運動療法と物理療法 18：37-43，2007．
2) R. A. シュミット，調枝孝治（監訳）：運動学習とパフォーマンス，第1版，大修館書店，1991，pp173-199．
3) Kuan TS, et al：Hemiplegic gait of stroke patients: the effects of using a cane. Arch Phys Med Rehabil 80：777-784, 1999.
4) Lamontagne A, et al：Mechanisms of disturbed motor control in ankle weakness during gait after stroke. Gait Posture 15：244-255, 2002.

（鈴木悦子）

実践編　Ⅰ．理学療法

6. 小脳失調：歩行

DVD 症例 6

症例

28歳，男性

【病歴】6年前に小脳腫瘍を発症，術後に髄膜炎，
水頭症合併（シャント術施行）
運動失調，バランス障害

【評価】感覚：表在，深部感覚ともに低下なし
筋緊張：四肢筋緊張亢進（MAS 2）
筋力：MMT　体幹屈曲2・伸展2，
　　　　　　股関節屈曲2/3・外転2/2・伸展3+/3+，
　　　　　　膝関節屈曲4/4・伸展4/4，
　　　　　　足関節背屈2/2・底屈2−/2−
協調性：体幹および四肢の運動失調（右側で強い）
　　　　Scale for the assessment and rating of ataxia（SARA）：歩行7，立位6，座位4，
　　　　言語障害3，指追い試験3，鼻−指試験3，手の回内・回外運動3，踵−脛試験3
高次脳機能：小脳性認知情動症候群（Cerebellar cognitive affective syndrome：CCAS）
　　　　　　遂行機能障害，注意障害，記憶障害，感情障害

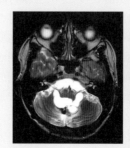
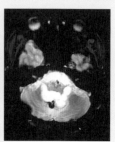

脳画像 頭部MRI画像

目標とする運動スキル
見守りレベルでの歩行獲得

目的▶▶▶「歩行能力の向上」
▶抗重力位での体幹および下肢のバランス制御を再獲得する
▶下肢のステップ位置，補助具の支持位置を学習して適切な支持基底面が作れるようになる
▶装具により関節の自由度を制限し，歩行時の失調を管理する

学習前における標準動作の状況
失調による体幹・下肢のバランス低下と遊脚制御の不安定性

　介入前の平行棒内歩行では，上肢への依存度が大きく，体幹および下肢のバランス低下による動揺性を認め，歩幅・ケイデンスの低下によって歩行速度が遅いのが特徴である．立脚期では両脚支持時間が延長し，前方下肢への体重移行と同時に骨盤の傾斜が認められ，下腿も膝崩れや過伸展，

6. 小脳失調：歩行

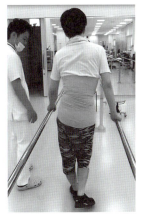 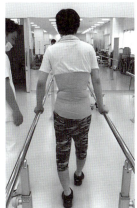 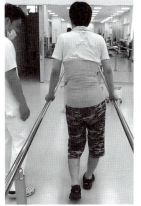 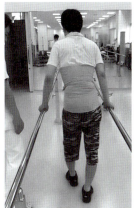

| 右　前遊脚期 | 立脚初期 | 荷重応答期 | 立脚後期 |
| 左　荷重応答期 | 立脚後期 | 前遊脚期 | 立脚初期 |

写1　介入前の歩行　　inDVD 6-[1]

前方下肢への体重移動と同時に体幹と下肢の動揺が出現する．また，遊脚期の制御ができずに歩隔を広げることができない．

外側傾斜が生じている（写1）．特に右下肢の失調が強く，立脚期での動揺性に加え，失調による接地位置のばらつきを認めるため歩隔を広げることができない．本症例の股関節筋力はMMT 2～3レベルで，失調に加えて股関節筋力の低下も骨盤不安定性や下肢振り出しの努力性の要因となっている．

本症例の体幹機能として，座位姿勢を写2に示す．腰椎が後弯しているため重心が後方位で，独力では腰椎を伸展することができない．また，体幹失調により前後左右への動揺が強く，上肢運動に伴いさらに動揺が増大する．

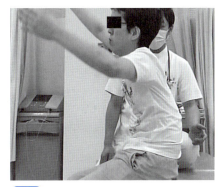

写2　介入前の端座位姿勢
inDVD 6-[2]

腰椎後弯姿勢で重心は後方位である．体幹失調のため前後左右への動揺を認める．

動作分析に基づく課題設定

本症例では，失調により立脚期での体幹および下肢の制御が困難であり，遊脚期にも下肢接地位置のばらつきを認めている．加えて，股関節筋力の低下も骨盤動揺性や下肢振り出しの困難さに影響している．そのため抗重力姿勢の安定性を獲得できるよう，失調を管理しながら体幹と下肢のバランス制御および股関節筋力の活性化を図る必要がある．

本症例は，上肢で平行棒を把持しても動揺を制御することができず，歩行を反復しても動揺の軽減や歩隔増加での代償的適応を認めないため，感覚情報に基づくエラー修正が困難と考えられる．

上記の分析に基づき，以下の点を念頭において課題を設定する．

・歩行を獲得するための課題特異的および課題指向的トレーニングを提供する

109

- 外的代償手段によって課題難易度を調整し，失調を管理できるようにする
- 大脳基底核系や大脳皮質系の学習神経回路を利用する
- エラー修正が困難なため，事前の教示と外在的フィードバックを課題中および課題後に付与する

運動学習のターゲット

▶ 体幹および立脚下肢でのバランス能力の向上，股関節筋力の活性化
▶ ステップ動作の反復による立脚および遊脚制御の向上
▶ 適切な歩行補助具を使用した実用的歩行の獲得

課題とその再現法

task 1 立位でのボール蹴りトレーニング

▶▶▶ 歩行では，単脚下肢での支持性と対側下肢での振り出し制御を同時に行うことが求められるため，歩行の課題指向的トレーニングとして立位でのボール蹴り課題を選択した．この課題により，振り出し側の下肢の制御に加え，立脚側の下肢と体幹を直立位に保持することで動的バランス制御と股関節筋力の活性化を図ることを目指す．

失調を管理するための難易度調整として，免荷式リフトを用いて体重を免荷し，課題に必要とされる筋出力量を軽減する．骨盤から下肢に装着したハーネスを用いて，体幹や下肢を直立位に保持してボールが蹴れるように免荷量を設定する．また，プラスチック短下肢装具（AFO）によって足関節の自由度を制限し，近位関節での制御が行いやすいようにする（写3）．

蹴り方に関して，体幹と下肢が直立姿勢で制御できるように，「膝が折れないように」，「体が傾かないように」と事前に教示を与える．姿勢が崩れて自己での修正がみられない場合は，姿勢についてのフィードバック（パフォーマンスの知識）を与える．

バランスを制御してボールが蹴れるようになると，単脚支持時間の増加と振り出し下肢の制御向上を目的として，「足を引いてボールを強く，遠くに蹴るように」と指示して難度を上げていく．また，指定したターゲットにボールを蹴るように指示し，バランス制御の方向性にも多様性をもたせる．施行ごとにフィードバック（結果の知識）を与えるが，徐々に回数を減らしていく．「10回中に何回ターゲットに蹴れるか」のように目標を数値化すると，課題達成へのモチベーションを上げるのに有効である（写4）．

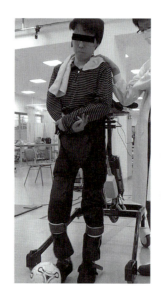

写3 ボール蹴りトレーニング①

 6-[3]

免荷式リフトと両側 AFO を使用してボール蹴りトレーニングを行う．本症例では，経頭蓋直流電気刺激（tDCS）を併用しながらトレーニングを実施している．

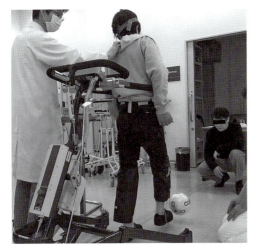

写4 ボール蹴りトレーニング②

6-[4]

蹴り方に関する事前の教示とフィードバックを与えながらトレーニングする．また，ボールを蹴るターゲットを設定して，課題達成度についてフィードバックを与える．

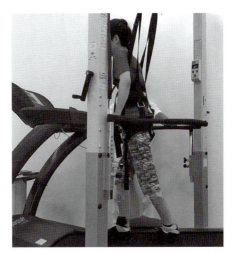

写5 免荷式トレッドミルトレーニング①

6-[5]

トレッドミルは歩行の高頻度トレーニングとして有効であり，免荷と手すり支持，プラスチックAFOを併用しながら低速よりトレーニングする．

task2 免荷式トレッドミルトレーニング

▶▶▶ 歩行の課題特異的トレーニングとして，免荷式トレッドミルトレーニング（body weight supported treadmill training：BWSTT）を選択した．BWSTTの利点は，免荷量と速度を調節しながら，立脚制御と遊脚制御のリズム運動を高頻度に行えることである．高頻度トレーニングは，大脳皮質系の学習神経回路を利用して使用依存性に動作を学習するのに有効と考えられる．

　難易度調整は，BWSTTでは前述のようにハーネスによる免荷量の設定，手すりの支持，歩行速度の調節で行い，プラスチックAFOによる外的代償手段も併用する（写5）．安定してリズム歩行が可能になれば，免荷なしで徐々に速度を上げてトレーニングを行う（写6）．

　本症例におけるトレッドミル歩行の問題点は，前方下肢への体重移動が困難なため立脚後期から遊脚期への切り替えが遅れてしまい，足尖の引っかかりを認めることである．また，下肢の接地位置の制御が困難なため，歩隔を広げられないことである．そのため，「足を前に振り出すタイミングを早くするように」，「足を外に接地するように」と事前に教示を与える．歩行中には振り出しのタイミングの適切さ，足尖の引っかかりの有無，下肢の接地位置の適切さについて外在的に言語フィードバックを与える．「連続何分歩行できるか」，「躓きなく何回ステップできるか」のように目標を数値化して，達成できるようにトレーニングする．

task3 杖歩行トレーニング

▶▶▶ 実用的な歩行の獲得を目指し，平地での杖歩行トレーニングを課題として設定した．

　難易度調整として，上肢および下肢の制御能力に応じた適切な歩行補助具の選定は重要である．本症例では，AFO装着による立脚制御の外的代償に加えて，4点杖とウォーカーケインを用いて支持基底面を拡大することで，重心移動を安定して制御できるように設定する．

　トレーニング開始時は，杖と下肢を前に出す順序が不適切でばらつきも認めた．動作手順の獲得には大脳基底核－大脳皮質回路による学習が関与するため，杖と下肢を振り出す順序を学習するこ

I．理学療法

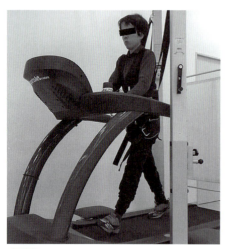

写6 免荷式トレッドミルトレーニング②
6-[6]
歩行が安定すれば，徐々に難度を上げていく．本症例では，免荷なしで速度を速く設定している．左下肢は装具を外し，右下肢もショートタイプのプラスチックAFOに変更している．

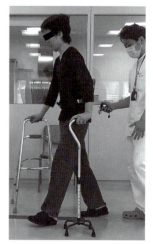

写7 杖歩行トレーニング
6-[7]
適切な歩行補助具を選定し，支持基底面と下肢の接地位置を管理しながら歩行トレーニングを行う．

とから始める．一方，杖や下肢の接地位置の制御には，小脳－大脳皮質回路による制御が関与する．そのため「杖を外につくように」，「足が杖に当たらないように」と事前に教示を与え，歩行中には言語による外在的フィードバックを与える．

本症例における杖歩行の問題点は，前方下肢（特に右下肢）への体重移動が困難なため，両脚支持期の延長を認めることである．「右の杖を出すタイミングを早くするように」と教示を与えることで，右下肢への体重移動を円滑に行えるようにトレーニングする．また，歩行所要時間を計測して速度向上を目標に設定することで，円滑な重心移動の獲得を目指していく．

Inclusion criteria

これらの課題が適応となるのは，重度の失調によってバランス障害を顕著に認める症例である．軽症な失調患者では，体幹への弾力包帯によるスティフネスの増大，下肢への重錘使用による慣性モーメントの増加などにより，歩行安定性が改善するケースが多い．また，感覚情報に基づくエラー修正が可能な場合は，T字杖の使用や歩隔を広げることで支持基底面を管理しながら歩行できる患者も多い．本症例は，重度の失調と体幹および股関節筋力の低下によるバランス障害が顕著であるため，装具による関節自由度の制限や免荷システムによる代償的手段を用いて，制御可能な適切な難易度を設定することが重要となる．また，感覚情報に基づく誤差学習が困難であるため，事前の教示と外在的フィードバックにより制御方法を学習して失調を管理することが必要である．

ポイント 1　運動制御としての意義（失調の管理）

小脳失調の患者では，感覚情報に基づくエラー修正により課題に適応した運動制御が可能である

かを評価することが重要である．エラー修正が困難な場合にセラピストが介入できるポイントとして，
- 不安定な関節のスティフネスを増加させて，制御すべき関節自由度を減少させる
 →筋力の活性化，同時収縮
   弾力包帯，重錘，装具（外的代償）
- 支持基底面を拡大して重心制御を管理する
 →歩隔拡大
   杖，歩行器（外的代償）
- 制御すべき筋出力量を減少させる
 →平行棒，免荷システム（外的代償）

が挙げられる．患者自身での身体制御と外的代償を組み合わせて，失調を管理できる適切な難易度で課題を設定する必要がある．

ポイント 2　運動学習としての意義

　感覚情報に基づくエラー修正が困難な場合には，失調を管理して課題に適応することが難しいために運動学習の効果は乏しい．課題難易度を調節して成功体験を与えることに加えて，セラピストによる事前の教示とフィードバックは，患者のパフォーマンスの達成を大きく左右する．小脳患者ではトレーニングした学習を他の課題へ転移することが難しいケースもあり，目標とする標的動作における課題特異的および課題指向的トレーニングが望ましい．

　一方，小脳による誤差学習が困難であっても，大脳基底核系および大脳皮質系による学習は可能であると考えられる．前者については，杖と下肢の振り出し順序や，ADL場面での動作手順などは，適切な環境設定のもとで教示とフィードバックを与えることにより獲得できる可能性がある．また，課題達成度を具体的に数値化して目標を設定し，課題に対する意欲を高めるとともに，目標達成による報酬系を賦活することで強化学習を図ることもできる．後者については，使用依存性の脳可塑性を促すために高頻度トレーニングが有効である．重度の失調患者では，バランス障害が強く十分な練習量を確保することが難しい問題があるが，トレッドミルではステップ動作のリズム運動を高頻度にトレーニングすることができるため，歩行機能再建において有効と考えられる．

ステップアップ

　小脳失調に対するリハビリテーションについて，近年のシステマティックレビュー[1]では，バランスや協調性トレーニングを集中的に行うことで，患者の機能的活動に改善が得られることが報告されている．その一方，介入方法の有効性に関するエビデンスはまだ十分に確立されていない．臨床研究では，経頭蓋磁気刺激（TMS）や経頭蓋直流電気刺激（tDCS）などの小脳への非侵襲的刺激[2]を含めて，小脳失調に対するさまざまなトレーニングが実施されている．個々の症例に対して治療戦略を組み立て，運動学習の効果を検証してエビデンスを蓄積していくことがセラピストのこれからの課題である．

文献

1) Marquer A, et al : The assessment and treatment of postural disorders in cerebellar ataxia: a systematic review. Ann Phys Rehabil Med 5 : 67-78, 2014.

2) Grimaldi G, et al : Non-invasive cerebellar stimulation--a consensus paper. Cerebellum 13 : 121-138, 2014.

（脇田正徳）

実践編　Ⅰ．理学療法

7. パーキンソン病：起き上がり動作
DVD 症例 7

症例

78 歳，男性，無職

【症例】2002 年，パーキンソン病と診断
【評価】Hoehn & Yahr の重症度分類 Ⅲ
　　　　無動，固縮，左手指振戦，仮面様顔貌
　　　　ROM：頸部屈曲／伸展　30 度/20 度，右回旋/左回旋　40 度/30 度
　　　　　　　体幹屈曲／伸展　30 度/0 度
　　　　　　　左肩関節屈曲・外転制限軽度あり
　　　　起き上がり：左側へは不可能で，右側への起き上がりも努力を要する

目標とする運動スキル
起き上がり動作

目的▶▶▶「分節化による起き上がり動作の再学習」
▶起き上がりにおいて，寝返り動作を明確にする
▶寝返り・起き上がり時に，上肢および下肢を利用できるようにする
▶視覚情報などを用いて必要な運動を完結できるようにする

学習前における標的動作の状況
運動力学的効率が失なわれた運動で構成された起き上がり動作

　右手でベッド端を持って，右半側臥位からの起き上がりは可能だが，過剰な努力を要する．一方，左側には起き上がることができない．
　右側への起き上がりは，頸部の回旋・屈曲がほとんど認められず，体幹の回旋も少ない．そのため，右上肢側に重心を移動して起き上がろうとしているが，右上肢と腹筋が過緊張となっている．また，両下肢をベッド端から下ろしていないために，カウンターとして作用してしまっていることも，過緊張を誘発する原因となっている．かろうじて起き上がっているが，左右の坐骨部に均等に荷重できず，体幹の重心が支持基底面に収まっていない．
　左側には起き上がることができない．右側への起き上がりと比較して，頸部・体幹の回旋はみられるが，左上肢側への重心移動が不十分で，起き上がりに必要な左上肢筋力を発揮できない．また，下肢をマット台から下ろして，起き上がりにその

7. パーキンソン病：起き上がり動作

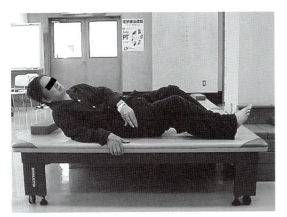

 写1 運動学習前の起き上がり（右側）

inDVD 7-[1]

頸部・体幹の回旋運動がみられない

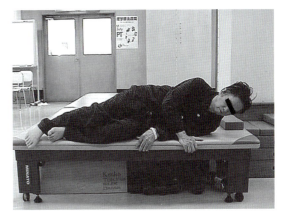

 写2 運動学習前の起き上がり（左側）

inDVD 7-[2]

左手をつく位置が体に近い

重みを利用していない．

動作分析に基づく課題設定

　パーキンソン病では，頸部・体幹の回旋運動が障害されやすく，Hoehn & Yahr の重症度分類 stage Ⅲ では，立ち直り反射の異常，姿勢保持の障害がみられる．

　本症例においても，無動によって頸部・体幹の回旋運動が不十分であり，利用するべき運動の選択ができていない．側臥位から座位になる際に，過剰な努力を必要とせず，スムーズに座位姿勢まで到達するためには，運動の方向（上半身の重心移動）を学習させること，運動の順序を正しく記憶させることが必要である．そして，安定した座位姿勢を保持するために，視覚情報などを利用した体幹アライメントの意識付けが必要となる．

　このことから，

- 最初に，頸部・体幹の屈曲と回旋を学習する．
- 次に，起き上がり動作における「動作の手順」と「運動の方向」および「座位姿勢」を学習する．

運動学習のターゲット

- ▶仰臥位から側臥位への頸部・体幹回旋運動の誘導
- ▶側臥位から on elbow までの重心の移動と上肢・下肢の使用方法の習得
- ▶支持基底面までの体重移動と運動方向の修正
- ▶座位姿勢の保持
- ▶動作手順を記憶させるための視覚情報の提示

実践編　Ⅰ．理学療法

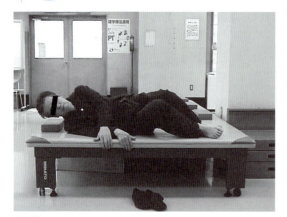

 写3　運動学習後の起き上がり（右側）

inDVD 7-[3]

頸部・体幹を回旋して起き上がる

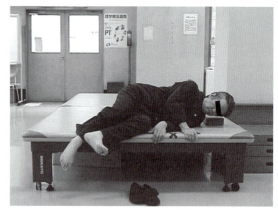 写4　運動学習後の起き上がり（左側）

 inDVD 7-[4]

左手のつく位置に目印をつける

課題とその再現法

大脳基底核は，運動手続きの学習と記憶に重要な役割を果たしている[1]．パーキンソン病では，線条体-補足運動野系の順序運動障害に対して，頭頂葉-運動前野系による代償，すなわち視覚情報を手がかりとした学習課題を設定する[2]．

task 1　寝返り

▶▶▶ 仰臥位から側臥位までの動作を学習する．まず両膝を立て，起き上がる方向に頸部を回旋させる．起き上がる方向にしっかりと両上肢をもってくるように誘導する．その際，両上肢をつく位置が一定でなく，起き上がる際にベッド端やベッド柵を引く力とベッドを押す力が発揮できないようであれば，手をつく位置またはベッド柵の握る位置に目印をつける．一般的には上肢は体側から離してつくほうが起き上がりやすい．セラピストは動作を始める前に，動作の手順を患者に説明してイメージしてもらう．実際には，1つずつ手順を確認しながら行っていく．順序が学習できないようであれば，両膝を立て両手を胸の前で伸ばす，あるいは両手両足と頸部を，起き上がる方向に同時に倒して寝返るなど，いくつかの動作を1つの動作として覚えさせる．

task 2　on elbow までの重心の移動

▶▶▶ 側臥位から on elbow までの動作を学習する．側臥位になったら両下肢をベッドから下ろす．起き上がる方向の手で，ベッド端をつかむか，ベッド柵を持ち，身体を前方に引き寄せる．反対側上肢の手掌でベッドを押すようにする．頸部を屈曲させて，ベッドについた上肢の肘の上に，頭部をもってくるような方向に力を入れる．セラピストは，患者の頸部を若干屈曲させて目印のほうを見るように指示し，頭部を介助しながら方向を学習させる．または，介助量を増減して上肢の力の強さを学習させる．

task 3　支持基底面までの体重移動

▶▶▶ on elbow から座位までの体重移動を学習する．頸部は軽度屈曲したまま，ベッドについた手を見ておくようにする．ベッドについた上肢でベッドを押すようにして起き上がる．セラピストは，患者の頭部あるいは上腕などを介助しながら，上肢の力の方向と強さおよび体幹の使用方法を学習させる．

task4 座位姿勢

▶▶▶ 起き上がってから，正しい座位姿勢をとるまでを学習する．起き上がりから座位姿勢へ移行する際に，体幹を正中位にもってくることができず，起き上がり側の坐骨部に体重が残ってしまう場合が多い．そこで，両坐骨部に体重がかかっているか，頭部の位置が正中位となっているかを患者自身に確認させる．鏡を使用したフィードバック，前方の壁に視線が向くような位置に目印をつけるのもよい．

Inclusion criteria

本課題が適応となるのは，Hoehn & Yahr の重症度分類 Stage Ⅰ～Ⅲ，あるいは一部の Stage Ⅳ の患者である．脳卒中と比較すると，パーキンソン病の起き上がりの自立度は低い，と言われている．早期より，頸部・体幹の回旋を含む寝返りや起き上がり動作訓練を行うことが望ましい．しかし，パーキンソン病では，比較的早期から記憶障害が起こるとされ，ステージが進み，前頭葉機能の顕著な低下が認められる場合は，運動学習の効果は期待できない．

ポイント 1　運動学習における意義

大脳基底核の障害であるパーキンソン病は，固縮・振戦・寡動・姿勢反射の異常などがみられる．大脳基底核は，運動学習において順序運動を管理する機能的役割があり，報酬信号によって，動作に必要な運動を強化していく機能がある[2]．したがって，パーキンソン病の場合，手続き学習や運動の自動化が困難になる．また，パーキンソン病では，比較的早期より記憶障害が生じることが知られている[3]．運動を遂行する際，視覚的手掛かりや聴覚的手掛かりを併用して行うことと，早期よりリハビリテーションを施行することが重要である．

ポイント 2　難易度の調整

難易度	やさしい	難しい
ベッド柵等の有無	あり	なし
視覚刺激（目印）	あり	なし

ベッドの手をつく位置に，視覚的手掛かりとなる目印をつけることで，力を発揮しやすい場所に手をつくことができる．起き上がる方向も，その目印をみることで頸部が前屈回旋し，起き上がりが容易となる．また，ベッドに手をつくだけでは起き上がれない場合，ベッド柵を引くことで起き上がれる場合がある．その際も，ベッド柵の把持する場所に，視覚的手掛かりとなる目印をつけることで，より筋力を発揮しやすい位置で把持でき，起き上がりが容易となる．

ポイント 3　動作のチャンク化

パーキンソン病の患者にとって，動作手順の記憶は困難なことが多い．そのような場合，関連のある動作を1つの動作としてチャンク化して行うことも方法の1つである．たとえば，両手を胸の前で伸ばすのと同時に両足を膝立位にする，両手両足を起き上がるほうに倒すのと同時に，頭部の

実践編 Ⅰ．理学療法

回旋を行うなどである．

ステップアップ1

　本症例に必要な起き上がりのための運動の要素は，頸部の屈曲・回旋，体幹の回旋，上下肢と体幹の筋力である．背臥位での頸部の屈曲・回旋と肩関節を90°屈曲し左右に倒して上部体幹の回旋，および両下肢を屈曲し左右に倒して下部体幹の回旋をそれぞれ行う．自動運動で不十分な場合は，他動的にストレッチを行う．座位では肩関節90°屈曲位，肘関節伸展位で手を組み左右への体幹の回旋を行う．また頭の後ろで手を組み左右への体幹の側屈を行う．背臥位で頸部を持ち上げ，臍をのぞく運動や，背臥位で両下肢を腹部に近づけるように屈曲させる運動によって，腹筋の筋力強化を行うことも有用と考える．

　起き上がり動作の方法は，疾患や症例によってさまざまである．患者の起き上がり動作を分析し，患者の身体機能に即した起き上がりを指導することが必要である．

ステップアップ2

　パーキンソン病患者にとって，動作の手順を学習し，それを自動化することは非常に困難であり，正しくできたか誤っているかを判断することも難しい場合が多い．動作が可能になっても，その手順が一定しないことも臨床場面や家庭でよくみられる．1つひとつの動作の手順を口頭で指示し，患者本人にイメージしてもらうことや，ベッドの端やベッド柵に目印をつけて視覚的手掛かりとなるものを設定することで，起き上がりが可能となることがある．

　しかし，病勢が悪化すると起き上がりが困難になり，機能レベルにあわせてベッド柵を利用したり，ベッドをギャッジアップして行うなどの工夫が必要となることも多い．患者の状態をよく観察し，その機能レベルにあわせた設定で繰り返し学習することが重要である．また，セラピストは現在の患者の状態や学習の困難さについて，患者本人と家族に説明し，安全に動作が遂行できるように指導することが必要である．

文献

1) 南部　篤：基底核の機能．Brain Medical **15**(3)：248-258，2003．
2) 長谷公隆：運動学習の神経機構とその障害．理学療法 **22**(7)：966-974，2005．
3) 立花久大：パーキンソン病の記憶機能．兵庫医大医誌 **31**(1)：37-42，2006．

（上迫道代）

実践編

I. 理学療法

8. パーキンソン病：歩行

DVD 症例 8

症例

78歳, 男性, 無職

【症例】2002年, パーキンソン病と診断
【評価】Hoehn & Yahr の重症度分類 Ⅲ
　　　無動, 固縮, 左手指振戦, 仮面様顔貌あり
　　　ROM：左股関節伸展（0°）, 左膝関節伸展（−5°）, 左足関節背屈（0°）に制限あり
　　　歩行：小刻み歩行（＋）, 突進現象（＋）, すくみ足（−）
　　　ADL：室内━→修正自立レベル（手すりの使用）, 屋外━→最小介助
　　　転倒歴：2～3回/年

目標とする運動スキル
歩行における姿勢制御とリズム形式

目的▶▶▶「立位姿勢のアライメントと歩行リズムの改善」
▶立位・歩行時の前傾姿勢を自覚させる
▶立位で体幹・下肢を伸展位に保持できるように誘導する
▶歩行リズムの改善に聴覚刺激の利用を試みる

学習前における標的動作の状況
前傾姿勢と小刻み歩行, 歩行リズムの左右差

　立位姿勢は, 頸部前屈, 円背, 体幹・股関節・膝関節の軽度屈曲位, 骨盤後傾が特徴的である. 歩行時の体幹の回旋や上肢の振りは小さい. 小刻み歩行で, 特に左下肢の振り出しが小さく, リズムも一定でない. 方向転換は不安定で, 左前方にバランスを崩しやすい.

動作分析に基づく課題設定

　パーキンソン病では, 姿勢調節の障害, 歩行リズムの異常がみられ, 転倒リスクが大きい.
　本症例においても, 無動によって生じた左下肢関節可動域制限と体幹・下肢伸展筋群の筋力低下が, 姿勢と歩行リズムの異常を助長している.
　これらのことから,

実践編　Ⅰ．理学療法

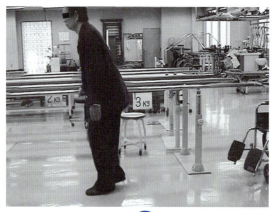

写1 学習前の歩行　 8-[1]

前傾姿勢で小刻み歩行である

- 頭部・体幹の回旋運動，股関節・膝関節の伸展，足関節の背屈運動を，背臥位だけでなく座位でも実施し，可動域の改善を図る．
- 立位時の前屈姿勢に対して「前額面と矢状面のアライメント」を整え，抗重力肢位を保持するために必要な「体幹・下肢の伸展筋群を中心とした筋力増強訓練」を行う．
- 歩幅を大きくするために，立位での重心移動の訓練を行う．
- 歩行時のバランスをとるため，立ち直り反応や平衡反応の再学習を促す．
- 歩行リズムの獲得には，聴覚的手掛かりを利用する．

運動学習のターゲット

▶ 座位や立位で体幹・下肢の伸展筋活動を活性化する
▶ 立位での重心移動やバランス運動の能力を高める
▶ 聴覚刺激を用いた歩行リズムの改善を図る

課題とその再現方法

task1 体幹・下肢の伸展筋活動の活性化

▶▶▶ 屈曲・前傾姿勢を改善し，アライメントを整えるための課題である．腹臥位では体幹の伸展や股関節の伸展などを行う．目的とする座位や立位で伸展筋群が活性化するように，座位や立位で鏡を利用して屈曲姿勢を修正することは，患者本人に異常姿勢を自覚させる意味で有効な手段である．立位では，壁に背中をつけて立ち，背中を壁に押しつける運動もよい．

task2 立位での重心の移動とバランス運動

▶▶▶ 歩幅を大きくし，立位バランスを安定させるための課題である．平行棒内で一側下肢を大きく前に出し，踏み出した下肢の股関節・体幹が屈曲しないように前方に重心を移動する．下肢を踏

8. パーキンソン病：歩行

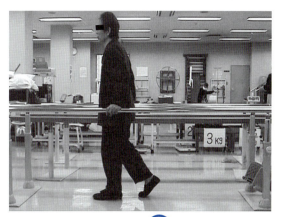

写2　重心移動の訓練　inDVD 8-[2]

左下肢を振り出し，姿勢に注意して重心を前に移動する

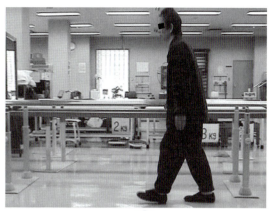

写3　学習後の歩行　inDVD 8-[3]

体幹が伸展し大きく下肢を振り出している

み出す位置に目印をつけ，鏡を利用して行う（写2）．

task3　聴覚刺激を用いた歩行リズムの改善

▶▶▶患者の歩行スピードに合わせて，電子メト

ロノームや声かけによって，リズム運動を認識させる（写3）．

Inclusion criteria

本課題が適応となるのは，Hoehn & Yahr の重症度分類 Stage Ⅰ～Ⅲ の患者である．パーキンソン病に対する歩行訓練は，二次障害を予防する意味でも重要である．安全に，かつ薬物療法の効果を最大限に引き出すために，歩行訓練は，薬物によるコントロールができている時間帯に行うことが望ましい．しかし，姿勢反射の障害を伴う場合には，転倒リスクが高まるため，患者の身体機能や環境に合わせて課題を設定する必要がある．

ポイント1　関節可動域訓練

関節可動域訓練を自動運動で行えない場合は，他動運動より開始する．必要に応じて起立台などを利用して持続伸張も行う．また，十分に自動運動が行える場合は，座位・立位と徐々に目的とする立位姿勢で行う．

姿勢の維持にはその変化を空間内で認識する感覚系入力と，迅速に姿勢をコントロールする出力系の統合が必要とされる[1]．感覚系入力の低下をもたらす関節可動域の低下は，二次的に姿勢反射障害や歩行障害および呼吸機能障害などを引き起こす要因となるので，早期より積極的に取り組む必要がある．

ポイント2　筋力増強訓練

体幹や下肢の伸展筋群の活性化は，視覚や体性感覚を利用して行う．また，最初は，臥位で股関節の伸展など，1つの動作から行う．その後，徐々に座位や立位へと進めていき，体幹・股関節・膝

実践編　Ⅰ．理学療法

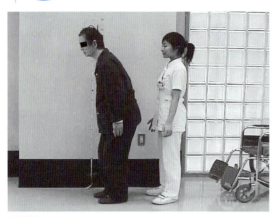

写4 補高なし
股関節‐膝関節が屈曲し体幹が前屈している

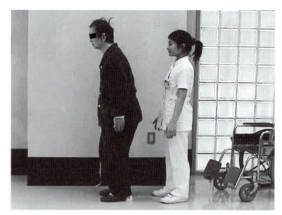

写5 補高あり
股関節‐膝関節の屈曲が軽減し体幹の前屈が改善している

関節の伸展が同時に行えるようにしていく．
　前傾姿勢に対して，踵に補高を入れることで前傾姿勢が改善することがある．これは，重心が後方に位置しているのを代償するために前屈姿勢をとっていたものが，補高によって重心を支持基底面内に戻すことで，前屈姿勢が改善するものとされている[2]（写4，5）．

ポイント 3　視覚刺激を用いたステップ訓練

　床に目印をつけることで，下肢を振り出しやすくする．最初は小さい歩幅から始め，重心の移動がスムーズになったら，歩幅を広げていく．その際，鏡を利用して視覚的に確認しながら行う．家庭では，方向転換する場所に目印をつけて工夫することも有用である．

ポイント 4　聴覚刺激を用いたリズム訓練

　音リズム刺激で歩行障害が改善するという報告は多い[3,4]．聴覚的手掛かりによるリズムの形成を併用して，歩行訓練を行うことは有用と考えられる．

ステップアップ

　大脳基底核は，運動の順序学習やその自動化，運動プログラムの選択などを行うとされている．また，報酬刺激による強化学習の機能的役割を果たしている．そのため，パーキンソン病患者のリハビリテーションでは，視覚刺激や聴覚刺激を手掛かりとして与える方法がよく用いられる．
　Lim[5] らが行ったパーキンソン病のリハビリテーションに関する systematic review では，聴覚的Cueで歩行速度の改善が認められたというエビデンスの高い研究報告を指摘している．また，Baker ら[6] は，メトロノームによる聴覚Cueだけのグループと，ステップを大きく出すよう注意を促したグループ，およびその2つを与えるグループを比較して，聴覚Cueのみより注意を促すグループと2つのCueを与えるグループのほうが，歩行速度の改善や歩幅の改善に効果があったとしている．本症例については，体幹の左側屈が認められて左下肢の歩幅が右に比較して小さい

という左右差があった．メトロノームによる聴覚Cueを利用したリズムの形成を試みたが，歩行リズムの左右差を修正することができず，有効ではなかった．

　パーキンソン病は進行性であり，早期から記憶の問題や身体機能の低下が認められる疾患である．したがって，リハビリテーションは早期から介入し，パーキンソン病の進行段階に合わせて，適切な訓練方法を選択・指導することによって，患者のQOLを維持・拡大することが重要である．

文献

1) 高橋一司：今日のパーキンソン病の診療−進行期の合併症とその対策　歩行障害・姿勢反射障害. Modern Physician 25(8)：975-979, 2005.
2) 望月　久：パーキンソン病・パーキンソン症候群・錐体外路系疾患による姿勢以上に対する理学療法. 理学療法 24(1)：196-202, 2007.
3) Howe TE, et al：Auditory cues can modify the gait of persons with early—stage Parkinson's disease:a method for enhancing parkinsonian walking performance?. Clinical Rehabilitation 17(4)：363-367, 2003.
4) Suteerawattananon M, et al：Effect of visual and auditory cues on gait in individuals with Parkinson's disease. J Neurol Sci 15：63-69, 2004.
5) Lim I, et al：Effects of external rhythmical cueing on gait in patients with Parkinson's disease：a systematic review. Clinical Rehabilitation 19：695-713, 2005.
6) Baker K, et al.：The immediate effect of attentional, auditory, and a combined cue strategy on gait during single and dual tasks in Parkinson's disease. Arch Phys Med Rehabil 88(12)：593-600, 2007.

〔上迫道代〕

Chapter of practice

実践編 II ― 作業療法編

9. 脳卒中：起き上がり動作（右片麻痺）

DVD 症例 9

症例

64歳，女性，主婦

【病歴】脳梗塞（左橋腹部）発症2週間後，右片麻痺
【評価】運動：Brunnrom stage 上肢Ⅱ，手指Ⅱ，下肢Ⅱ
SIAS-motor 上肢近位1，手指1A，股関節1，膝関節1，足関節1
筋緊張：弛緩性，Modified Ashworth scale 左上下肢0
感覚：表在覚軽度鈍麻・深部覚正常
高次脳機能：全般的注意障害，HDS-R 17点

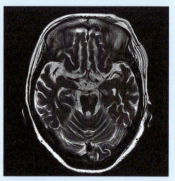

脳画像 頭部MR：左橋〜中脳腹側に脳梗塞を認める

目標とする運動スキル
非麻痺側への起き上がり動作

目的▶▶▶「起き上がり動作の修正自立」
- 麻痺側上肢を非麻痺側上肢で引き寄せて体幹の上に乗せる
- 麻痺側下肢の下に非麻痺側下肢を入れる
- 頸部・体幹・上下肢を分節的に用いて非麻痺側の方向に回旋させ，側臥位となる
- 両下肢をベッドから下ろし，非麻痺側上肢（on elbow・on hand）・下肢で体重を支えながら体幹を起こす
- 端座位を保持する

学習前における標的動作の状況
片麻痺に対して起き上がり動作を行うための運動スキルの未学習

　重度右片麻痺によって，病棟での起き上がり動作は全介助である．非麻痺側上下肢と体幹を利用して背臥位から上体を起こそうとするが，麻痺側上下肢の動作が伴わず，肩甲帯・骨盤が後退したままである．また，立ち直りに必要な頸部屈曲運動が不十分であり，視線が天井に向いたままで起

き上がろうとするために，むしろ体幹が後方に引かれてしまう．

動作分析に基づく課題設定

　起き上がり動作は，日常生活を営むための基本的となる必要不可欠な動作である．臥位を開始肢位として，端座位まで上体を起こす一連の動作であり，頭部・体幹の抗重力運動と，徐々に狭小化する支持基底面に対する重心移動が伴う全身運動である．四肢・体幹の筋力と協調，関節可動域などが必要であり，片麻痺患者では，非麻痺側上下肢ならびに頸部・体幹機能が重要になる．

　重度片麻痺の状況下では，発症前と同じように背臥位からまっすぐ起き上がることは不可能であり，非麻痺側の代償による側臥位からの起き上がり動作を指導する必要がある．一連の動作手順を要素ごとに区切って（標的となる運動スキルで挙げた5つの動作），各動作における介助の有無や介助内容を評価し，繰り返して学習を行う必要がある動作を抽出する．各動作のスキルが習得されてきたら，一連の動作手順を連結する．

運動学習のターゲット

- ▶寝返りの準備と非麻痺側への寝返り
- ▶側臥位からの立ち直り（on elbow・on hand）
- ▶寝返りから起き上がりへの一連の流れ

課題とその再現法

　起き上がりを可能にする一連の動作を口頭で説明して動機付けを行った後に，セラピストが動作手順を指示しながら介助・誘導して，患者に起き上がり動作を体験させる．その際に学習を必要とする動作を抽出して，口頭による指示や動作の提示，徒手的な誘導などの手段を用いて動作学習を行う．間違いや改善すべき点は，口頭や動作にてその都度フィードバックし，繰り返し行うことで動作の習得を目指す．

task1　寝返りの準備と非麻痺側への寝返り

▶▶▶ **寝返りの準備——上肢帯**（写1，2）：麻痺側上肢を胸部上に誘導して，寝返りの開始時に肩甲帯が後方に残らないように準備肢位を整える．

　学習の初期の段階では，麻痺側上肢の誘導が不十分な場合や，寝返り開始時に上肢帯の伸展パターンが増強して，肩甲骨が後方に後退してしまう場合がある．上肢帯の管理が不十分であれば，麻痺側上腕部を非麻痺側で支える，麻痺側大胸筋を意識させながら頸部をやや屈曲させて前腕部を注視させる，などの指示によって，寝返り開始時に麻痺側上肢が体幹から離れないように誘導する．

▶▶▶ **寝返りの準備——下肢**（写3）：寝返りの動作中に，麻痺側下肢が骨盤の回旋運動を妨げないように，準備肢位を整える．

　学習の初期の段階では，麻痺側下肢の誘導が不十分な場合や，過剰な努力による伸展パターンが誘発され，骨盤が後退したままで回旋運動が妨げられる場合がある．麻痺側下肢は膝関節の下に非麻痺側を入れて足を組み，麻痺側膝関節を屈曲させながら非麻痺側に引き寄せる．特に，麻痺が重

実践編　Ⅱ．作業療法

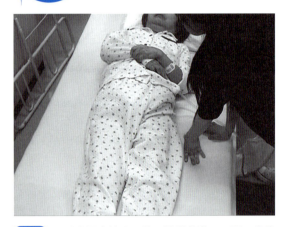

写1　運動学習を始める前の準備段階．口頭・動作にて準備肢位を整える

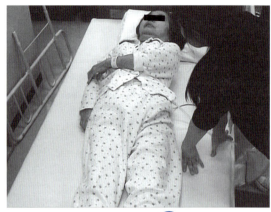

写2　麻痺側上肢の誘導　 9-[2]

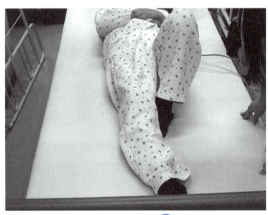

写3　麻痺側下肢の誘導　 9-[2]

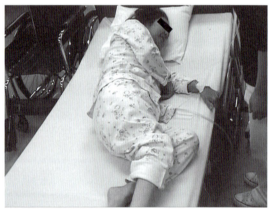

写4　ベッド臥位の工夫．非麻痺側へ寝返る　 9-[3]

度な場合には，麻痺側股関節が屈曲位となるように，準備肢位の習得に十分に時間をかける必要がある．

▶▶▶ **非麻痺側への寝返り**（写4）：頸部と体幹の協調的な回旋運動を誘導する．学習の初期段階では，体幹回旋の開始と頸部の屈曲を口頭にて指示し，肩甲帯と骨盤の回旋運動を誘導することで，寝返り動作に必要な頸部・肩甲帯・体幹・骨盤の回旋運動の適切なタイミングを学習させる．また，患者の上肢機能が発揮できる肩の外転角度や，手すりやベッド面などの支持する場所を設定する．本症例の場合，手すりにつかまりながら肘の屈曲力で体幹回旋させようとすると，体幹が伸展パターンを呈し寝返りができなかった．

task2 ｜ 側臥位からの立ち直り（on elbow・on hand）（写5, 6）

▶▶▶ 側臥位から体幹の立ち直りを行う．学習の初期段階では，動作の開始時における口頭での指示と，麻痺側下肢をベッドから下ろすよう誘導する．立ち直り動作中に経時的に変化する姿勢と体重移動を，非麻痺側上下肢で支持（on elbow・on hand）する手順や適切なタイミングを学習させる．また，ベッド上で肘や手を付く位置，体幹との距離を検討する．本症例の場合，非麻痺側上

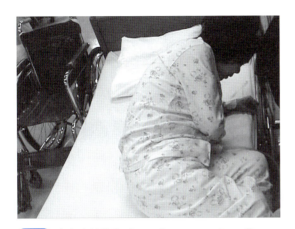

写5 立ち直り動作（on elbow・on hand）

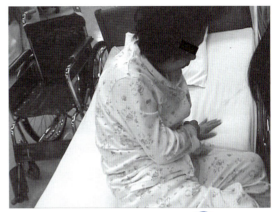

写6 立ち直り動作後の端座位 9-[4]

肢で体幹を起こすことができず，肩から頸部を介助して体幹を起こす必要があった．

task3 寝返りから起き上がりへの一連の流れ

▶▶▶ 分節ごとの動作の遂行が可能となったため，再度連結させて連続動作として動作を行った．時間と努力を要しても，一連の流れのなかで，手順を間違えたり，迷うことなく動作可能になるまで行う．

初期段階では，口頭指示や説明と実際の動作で誘導し，それを反復学習することで，寝返り準備のための麻痺側上下肢の動作を習得させる．寝返り動作と立ち直り動作に関しては，介助量を漸次軽減させながら動作の獲得を目指す．動作学習する際は，統一した内容を提供することが望ましい．ただし，その内容は，画一的な動作パターンに当てはめるのではなく，身体機能レベルや環境設定

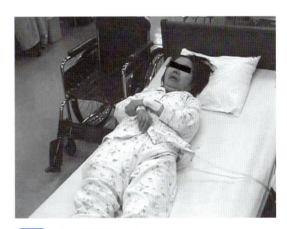

写7 ベッド臥位の工夫
写真の例は非麻痺側にスペースを空けている

などを考慮して，動作パターンや順序，タイミング等を症例ごとに柔軟に変化させ，最も安全かつ効率的な動作を検討する必要がある（写7）．

Inclusion criteria

本課題の適応は，非麻痺側上下肢の筋力や体幹機能をある程度有していることである．つまり，本症例のように体を支えることや体幹を起こす機能を有していれば，麻痺は重篤でも適応とされる．むしろ，麻痺側機能が高ければ，起き上がり動作の中での麻痺肢の使用も考えられ，異なる方法の実用性も検討すべきである．

起き上がり動作は全身運動である．そのため，発症後早期から，介助量で難易度を調整しながら動作を繰り返すことは，体幹や麻痺側上下肢の機能訓練としても有用であると考える．そして経過の中で，上述の適応を満たす機能が獲得されれば，環境や高次能機能などの評価も踏まえて動作方法の選択を行い，実用に向けた訓練へ進めていく．

実践編　Ⅱ．作業療法

ポイント 1　麻痺側上肢を認識させる方法

感覚障害や高次脳機能障害によって，麻痺側の注意が乏しく麻痺側を認識できない場合は，麻痺側体幹や肩関節から末梢方向へ非麻痺側でたどり，上肢を認識させる．

ポイント 2　重症度に応じた麻痺側の誘導

麻痺が軽度で，肩甲帯の後退を認めない場合は，上肢を引き寄せる必要はない．また，麻痺が軽度で，骨盤の後退を認めない場合は，下肢を組む必要はない．

ポイント 3　円滑に体幹を回旋するための動作方法

寝返り動作において，上肢は非麻痺側が90°程度の外転位をとり，起き上がり側のベッド端に手をかけることで，下肢は非麻痺側が麻痺側を体幹に近づけるように，股関節を屈曲させて引き寄せることで，前方に重心が移動し，体幹の回旋運動につながった．

ポイント 4　麻痺側股関節屈曲位での体幹・頸部コントロールの習慣

麻痺側下肢の過剰な努力は，筋緊張を亢進させ下肢が伸展位となる．さらに体幹，頸部の伸展を招いて回旋運動の妨げとなる．骨盤の可動性を得るためには，麻痺側下肢の股関節を屈曲させる必要がある．

ポイント 5　効率よく一連の動作を遂行するための手順や環境を設定

立ち直り動作では寝返りからの動作を引き継ぎ，さらに非麻痺側上肢へ体幹を引き寄せたことで前腕部への体重移動ができ，on elbow・on handで体幹を押し上げて立ち直った．ほぼ同時進行で，非麻痺側下肢は股関節が外転し床に接地し，体重を支持した．さらに，頸部の屈曲を意識したことで，動作開始が容易になった．

また，ベッド上仰臥位で，非麻痺側に十分なスペースを設けるように位置を移動したことで，前方・上方への重心移動が安定し，ステップ1からステップ2へ円滑に移行した．

ステップアップ 1　座位と起居動作のどちらを先に練習するか？

ベッドサイドリハビリテーションにおいて，まずは安静時下での良肢位保持から始まり，安静度に応じて関節可動域訓練，起居動作という流れが一般的である．「座位」「起き上がり」はいずれも「起居動作」の要素の1つであり，ADL動作のなかでも早期から取り組む項目である．どちらが先行するものではないが，「座位」のほうが動作手順や重心移動が少ないため，先に動作を獲得しやすい．しかし，麻痺側へ注意や刺激の強化，介助量の軽減につながるため，「起き上がり」も積極的にアプローチすることが望ましい．

ステップアップ2　動作の環境設定を考える

　リハビリテーション室での反復練習によって，実用的な起き上がり動作を獲得しても，実際の日常生活場面では，介助を受けていることがしばしば見受けられる．これは動作を遂行する環境条件が大きく影響している．つまり，患者の動作は，限定された条件設定の中で獲得した，ある一定の動作パターンである．そのため，一定の条件下にてベッドの高さや横幅，マットレスの硬さや手すりの有無などの物理的環境の違いに対して，対応しきれずに動作の遂行が困難となったと考えられる．

　よって，訓練場面において動作方法だけでなく，患者の生活環境を考慮した場面設定でのアプローチが必要である．また，介助を必要とする場合には，患者の混乱を招かないように，介助方法を統一して介入するべきである．

文献

1) 中村隆一・他：基礎運動学，第6版．医歯薬出版，2003．
2) 長谷公隆：運動学習における大脳基底核の役割．総合リハ **32**(8)，2004．
3) 長谷公隆：運動学習の神経機構とその障害．理学療法 **22**(7)，2005．
4) 潮見泰蔵：リハビリテーション技術 Motor Relearning Program．臨床リハ **15**(5)，2006．
5) 山崎祐司・他：学習運動理論を用いた日常生活動作練習．平成18年度高知リハビリテーション学校紀要，第8巻，2006．
6) 島　浩人：ADL動作の運動学とその臨床的応用起き上がり，立ち上がり動作について．理学療法京都 **34**，2005．
7) 小林　武：回復期の理学療法と実際，*MB Med Reha* **13**，2002．

（倉澤友子）

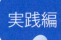

実践編　II. 作業療法

10. 脳卒中：リーチと把持動作（右片麻痺）
DVD 症例 10

症例

49歳，女性，専業主婦

【病歴】脳梗塞発症後8ヵ月，右片麻痺
【評価】運動：Brunnstrom stage 上肢III，手指IV，下肢IV
　　　　　　SIAS-motor 上肢近位3，手指2
　　　　　　短下肢装具とT字杖を用いて屋外歩行自立
　　　　筋緊張：Modified ashworth scale：MAS　肘関節屈筋1+，手関節屈筋2
　　　　感覚：表在覚5/10，深部覚中等度低下

目標とする運動スキル
日常生活動作での麻痺手の使用：リーチと把持動作

目的▶▶▶「タオルを折りたたむ動作における麻痺手の参加」
- 体幹近位から遠位へのリーチ動作を段階的に習慣させる（上肢屈曲パターンの制御）
- 目標とする具体的な対象物を用いて机上における肘関節伸展（リーチ）およびリーチ動作におけるつまみ，把持，離し（リリース）を学習させる
- 非麻痺手と対称的にタオルをつまんで折りたたむ動作を習得させる
- 麻痺手のみでタオルをつまんだり折りたたむ動作を習得させる

　これらの動作を可能にするためには，机上における肘関節伸展（リーチ）およびリーチ動作におけるつまみ，把持，リリースが必要になる．体幹から離れた部位で手指動作を行うためには，上肢屈曲パターンを制御できなくてはならない．このため，体幹近位から遠位へのリーチ動作の習得が必須条件となる．

学習前における標的動作の状況
非麻痺側のみを使用して洗濯物をたたむ

- 非麻痺側で洗濯物をたたむことはできるが，麻痺手は全く参加しない（写1）．
- 意識させれば，前腕中間位で麻痺手の小指球部で衣服を押さえることはできるが，押さえ動作も体幹より前方10cm程度の範囲に限られている．

10. 脳卒中：リーチと把持動作

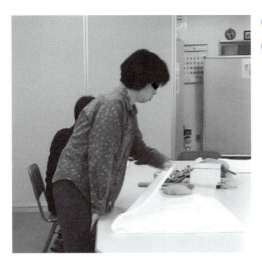

写1 学習前の動作
inDVD 10-[1]

動作分析に基づく課題設定

上肢屈曲パターンを呈し，肩，肘，前腕，手関節を一定の角度に保持することができず，体幹から離れた部位での麻痺手の使用が困難である．

これらのことから，
・机上面でのリーチ動作と任意の部位でのつまみ動作の学習を要する．

運動学習のターゲット

▶麻痺手の手掌部または尺側部での対象物の固定
▶側腹つまみを保持したままでの前方リーチ動作
▶前方にリーチした肢位でのつまみ・把持・リリース動作
▶肘関節伸展位での肩関節屈曲伸展，肩外転内転動作

課題とその再現法

task1 麻痺手で机上の対象物を適切に押さえる課題

▶▶▶ 麻痺手の手掌部または尺側部を用いて，対象物を押さえることを習得する．新聞紙を麻痺側手掌部または尺側部で押さえて，非麻痺側で切る（ちぎる）課題では，麻痺側での押さえを習得する（写2）．あらかじめ切る線を描き，その線に沿うように麻痺側を動かしながら，線から逸脱しないように切る作業を行わせることにより，麻痺側の任意の手の場所をしっかりと押さえる能力を習得させる．

task2 麻痺手を用いてお手玉を前方の輪の中に移動する課題

▶▶▶ 側腹つまみ動作や衣服の移動を机上の広い範囲で実施できるように，お手玉をつまんで肘を伸展する分離運動を習得する課題である．

task3 麻痺手を用いてお手玉を移動する課題

▶▶▶ task 2が可能となり，前方へのリーチが可能となった後，さらに任意の場所に移動する課題

実践編　Ⅱ．作業療法

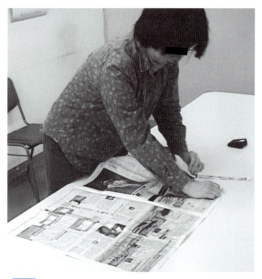

写2　麻痺手で新聞紙を押さえ，切る課題
inDVD 10-[2]

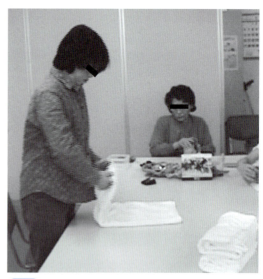

写3　学習後の動作
inDVD 10-[3]

を行う．

task4　両手でつまみ，対称的に折りたたむ課題

▶▶▶ task1〜3が獲得された後，実際にタオルを用いて麻痺側を使い，対称的に折りたたむ課題を行う．最初は，広げた小さなタオルを手前に折りたたむ課題を行う．そして，手前から前方へ折りたたむ課題を行う．これらの課題が可能となった後，さまざまな方向へ折りたたむ課題を学習する（写3）．

Inclusion criteria

本課題が適応となるのは，上肢の片麻痺機能検査がBRS上肢Ⅳ，手指Ⅳ，SIAS-Motor上肢近位テスト3，上肢遠位テスト3であるが，上肢Ⅲでも伸展パターン優位または伸展パターンの一部が可能であれば適応となる．また，BRS手指Ⅲ，SIAS上肢遠位2でもテノデーシスで伸展可能な場合や，母指外転装具で母指伸展可能な場合は適応となる．

上肢屈筋の筋緊張がMAS1であることが望ましいが，2以上の場合は前腕，母指のストレッチを併用して課題を行う．

ポイント1　運動学習における意義

脳卒中上肢機能の改善を図るための課題として，具体的な「もの」を利用して，目標を設けることが推奨されている．前段階として，タオル掛けやスケートボードによるリーチ範囲の拡大を図るのもよいが，衣服をつまんで運ぶための分離運動を習得させるためには，運ぶべき物体やリーチの範囲を具体的に設定した課題を用いることが大切である．標的行動を獲得するために，まずは麻痺側を補助手として活用できる課題を獲得し，次に麻痺側のリーチ課題を獲得する．これらが獲得された後，実際にタオルなどを用いて対称的にたたむ課題から，さまざまな方向へたたむ課題を学習することにより，折りたたむ対象物が大きく増える．

ポイント 2　難易度の調整

表1 手指屈曲位での肘伸展運動を管理するうえでの脳卒中患者にとっての難易度

	やさしい	難しい
肘伸展時の肩関節肢位	屈曲0度 内転・内旋位	屈曲位 外転・外旋位
手指屈曲	握り	つまみ（側腹つまみ→指腹つまみ）
対象物	軽い物体 やわらかい素材	重い物体 滑りやすい素材

　肩と肘の両者を同時に制御することが困難であれば，肘伸展運動のみを意識させることができるように，肩関節の屈曲・外転位を外的代償によって保持する．リーチの目標は，体幹近位から遠位，肩内転から肩外転，外旋方向に拡大する．その後は，目標を異なる場所に設定して，block practice から random practice に訓練方法を変えて，実生活場面に課題の難度を近付けていく．

　握りは運動皮質による管理を必要とせず，大きな物体の把持は手指屈曲を抑制することができるので，学習の初期段階では握りやすい大きさで軽いものを利用する．また，把持パターンが一定するまでは，どのようなパターンでも把持できるやわらかいものを利用する（表1）．

ポイント 3　代償手段の利用

　本例では，課題の導入時において，動作の繰り返しによる上肢屈曲パターンの増強がみられたため，ポータブル・スプリング・バランサー（PSB）を用いた肩関節屈曲・外転の補助を試みた（写4，5）．PSBがない場合は前腕部にスケートボードを用いて行うことも可能である．また，お手玉の

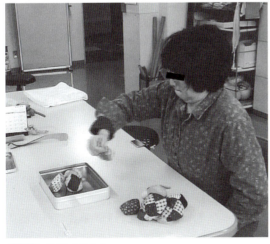

写4 代償手段なし
inDVD 10-[4]

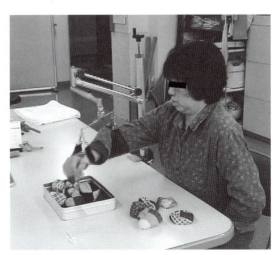

写5 代償手段あり
inDVD 10-[5]
PSB＋母指外転装具使用

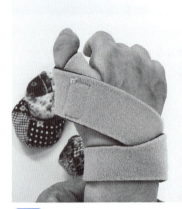
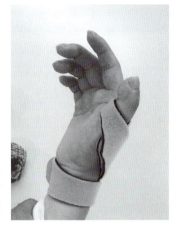
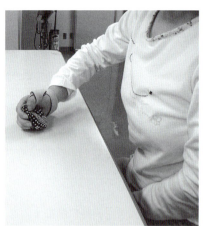

写6 母指外転装具
素材はネオプレーンゴム

つまみ,リリースを容易にするために,母指外転保持のための軟性装具(写6)を利用した.

▶ PSB を適応するポイント

麻痺側の肘関節伸展運動を誘導する際に,肩関節周囲筋に過剰な運動がみられたり,繰り返し動作によって上肢屈曲パターンが増強したりする場合に適応となる.PSBによる動作は,患者自らの動きとタイミングを制約することなく,患者のペースで随意運動を引き出すことができる.また,リーチ動作において患者が制御しなくてはならない上肢の重みを,スプリングの強度を変えることによって調整することが可能であり,動作の習熟とともに負荷量を増やしていくこともできれば,繰り返し動作によって肩甲帯や体幹の過剰な運動が増強する際には,上肢の重みを軽くすることも可能である.

▶ 母指外転装具を適応するポイント

随意的な母指外転が困難な場合や,握り,つまみの繰り返し動作によって母指内転が増強する場合に適応となる.母指対立位を橈側外転位でとるか,掌側外転位でとるかは,個々の症例ならびに標的動作によって決定する.本症例では橈側外転の母指外転装具を使用し,橈側外転が不十分な場合は,セラピストが介助した.握り,つまみ動作の習熟とともに,対象物をお手玉から,ペグ,輪投げ,積み木などに変化させる.

ポイント 4　その他の類似課題

手指屈曲位でかつ肘伸展した状態を保つ課題として,30 cm程度の棒を把持したまま体幹近くで保持し,徐々に体幹から離すことで肘伸展位での保持を誘導する課題を行う.

ステップアップ

1. 麻痺が重度な右麻痺患者には両手運動(bilateral training)から [1]

重度の麻痺では随意運動がないため,運動イメージが描きづらく,まずは連合反応を用いて運動を誘発してみる.机上に麻痺側を挙げ,非麻痺側は徒手などで抵抗運動を行い,麻痺側の運動イメージ,屈曲,伸展共同運動パターンを試す.

2. 学習効果を高めるための感覚入力の利用

感覚情報に基づいた運動(externally guided movements)の調節機構(皮質-小脳回路)が

保たれている場合は，上肢伸展運動を円滑にするために聴覚情報を入力してみる．Thaut ら[2]はリーチ動作においてメトロノームによって聴覚信号を入力し，そのリズムに合わせて実施させると，関節運動軌道が滑らかになることを報告している．患者の好きな音楽に合わせた学習を行い，実際の生活場面でその音楽をリーチ動作のきっかけにして，口ずさんでもらうなどの工夫を行うとよい．

3．代償的適応を抑制して，出力の最適化を誘導

リーチ動作においてしばしば問題となるのは，体幹の代償運動である．Michaelsen ら[3]は，ハーネスで体幹を抑制してリーチ動作 60 回を繰り返すことで，肘関節の運動範囲が改善し，体幹の代償的運動が抑制されること，その効果は翌日においても保持（retention）されることを報告している．体幹の代償が強い患者には，抑制を試してみるとよい．

文献

1) Stewart KC, et al : Bilateral movement training and stroke rehabilitation : a systematic review and meta-analysis. *J Neurol Sci* **244** : 89-95, 2006.
2) Thaut MH, et al : Kinematic optimization of spatiotemporal patterns in paretic arm training with stroke patients. Neuropsychologia **40**(7) : 1073-1081, 2002.
3) Michaelsen SM, et al : Effect of trunk restraint on the recovery of reaching movements in hemiparetic patients. *Stroke* **32** : 1875-1883, 2001.

（斎藤和夫）

実践編　Ⅱ．作業療法

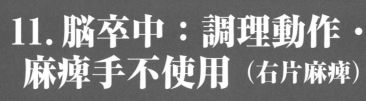

11. 脳卒中：調理動作・麻痺手不使用（右片麻痺）

DVD 症例 11

症例

42歳，女性，一人暮らし，自宅勤務

【病歴】脳梗塞発症後12年経過，右片麻痺
【評価】運動：Brunnstrom stage 上肢Ⅴ，手指Ⅳ，下肢Ⅴ
　　　　　　　SIAS-motor 上肢近位4，手指4
　　　　　短下肢装具を用いて，杖なしで屋外歩行自立
　　　　　筋緊張：Modified ashworth scale：MAS 肩甲帯2，肘関節屈筋1＋，手関節屈筋1＋
　　　　　感覚：表在覚-8/10，深部覚-軽度低下

目標とする運動スキル
千切り動作

目的▶▶▶「立位で麻痺手を用いて包丁を使用する」
▶座位で包丁を右手（麻痺手）で保持し，対象物を切る
▶立位で右手（麻痺手）を使い，包丁をリズミカルに操作する

学習前における標的動作の状況
麻痺側上肢は屈曲パターンが増強し，包丁の把持が困難

　写1，2は，千切り動作の状態である．動作時は，左側（非麻痺側）に重心が過度に変位し，肩甲帯の代償（肩甲骨挙上，後退）がみられる．前腕回内，手関節屈曲位になり，包丁の柄を手掌部全体で把持ができず，キャベツを切るときに時間を要している．手関節屈曲位での把持では，筋長の変化により手指屈筋の筋力が発揮しづらい肢位となっている．

動作分析に基づく課題設定

　立位の千切り動作では，体幹の重心が左側（非麻痺側）に過度に変位している．右肘を伸展し，体幹は右に回旋している．上肢には，屈曲パターン（肩甲帯の挙上・後退，肩関節内転・内旋，前腕回内位，手関節掌屈・尺屈位）がみられる．
　問題点として，①把持力の低下により包丁の柄をしっかりと把持できず，ぐらつきがみられる．②上肢伸展位でのリズム動作が困難となり，体全

11. 脳卒中：調理動作・麻痺手不使用

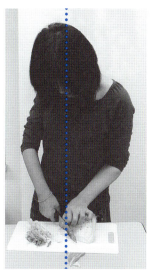
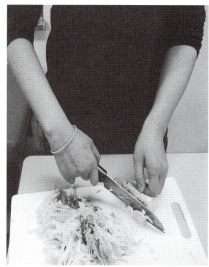

写1 学習前の立位姿勢と包丁の把持様式

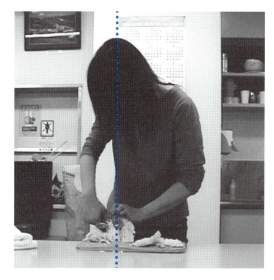

写2 学習前の千切り動作
inDVD 11-[1]

体でゆっくりと押すことで切っている．
　これらのことから，
・立位姿勢で包丁をしっかりと把持し，上肢屈曲パターンを増強しないようリズミカルに操作することに学習を要する．

運動学習のターゲット

▶正しい把持パターンで対象物を保持する
▶上肢操作時の上肢屈曲パターンが増強しないように力を加える
▶座位→立位に姿勢を変化してもリズミカルに繰り返し操作する

実践編　II．作業療法

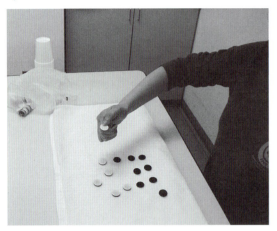

写3　座位での把持パターン訓練例

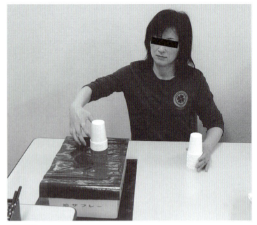

写4　座位での把持と離し訓練例

課題とその再現法

task1　座位で把持パターンの習得

▶▶▶ 対象物に合わせた把持パターンを確認し，正しい把持パターンを保つことを学習する．対象物は麻痺手を誘導しやすいように，初期はお手玉や輪投げを用いて行い，徐々にセラピストの介助量を少なくしていく．把持パターンは，前腕，手関節に注目しながらセラピストの誘導で重力の影響を最小限に抑え，麻痺手の手関節中間位で手指のアーチを保ちながら把持することを学習する．手指全体の把持パターン（にぎり grasp，離し release）から，手指橈側による把持（側腹つまみ，3指つまみ）を学習する．写3は，オセロを用いて，母指，示指による側腹つまみで反転している課題．

task2　座位で上肢屈曲パターンからの逸脱を目的とした把持と離し（grasp & release）訓練

▶▶▶ 肩甲帯の挙上・後退，肘関節屈曲，手関節掌屈，尺屈が増強しないように，把持と離し（grasp & release）の安定を図る．対象物は紙コップなどを用いて，円柱にぎりで把持する．手関節を伸展位に保つことを促しながら，把持の力を一定に保つようにリーチ動作を繰り返す．手関節伸展位，母指対立位で把持しているか確認し，不十分な場合は徒手的に肢位を修正する．写4のように対象物を体幹から離し，上肢屈曲パターンから逸脱するように繰り返し学習する．離しのときは，写4のようにテノデーシスアクションを採用するために手関節を掌屈位をとることが多く，次の握り動作時に掌屈したまま継続しようとすることがあるので，手関節を伸展位に保つように促すことに注意する．課題前には十分なストレッチを行うとともに，上肢屈曲パターンの出現，増強時には課題の途中にもストレッチをはさむ．ストレッチは，肩甲帯の内外転，肩関節外旋と肘伸展，手関節伸展，母指外転，手指伸展を行う．

task3　道具を把持したまま，対象物に力を繰り返し加える

▶▶▶ 直径3〜5cm程度の円柱型の棒を把持したまま，セラプラストをつぶすなどの課題を通して，道具を把持したまま対象物に繰り返し力を加える操作を学習する．適切な力を継続的に繰り返すことで，上肢屈曲パターンが増強し，把持パターンが崩れることにより把持力の低下が生じやすくなる．このため，上肢屈曲パターンが増強しないことと，把持パターンが崩れないように注意を払う．

11. 脳卒中：調理動作・麻痺手不使用

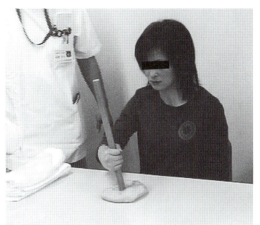
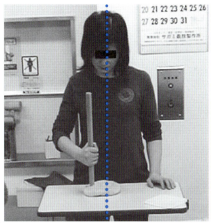

写5 セラプラストを用いた課題
inDVD 11-[2][3]

task4 立位でのリズミカルな操作を繰り返す

▶▶▶ 座位で task3 が可能となった後，立位でも同様な課題を行い，さらにリズミカルに対象物に力を加えることを学習する．写5 は，task3 の課題を座位と立位で行っている課題である．動作開始前に道具（棒）の把持パターンを確認し，重心位置は非麻痺側に変位し過ぎないように麻痺側へ誘導する．最初は重心位置を麻痺側へ変位することが困難な場合が多いので，腰部を台につけるなど外力で補助しながら重心位置を学習する．動作中に代償動作の出現に注意しながら，リズミカルになるよう声かけを適宜行う．代償動作が出現したときは，徒手的に誘導したり，重心位置や体幹の回旋を戻したり，握り直すなど把持パターンの修正を行う．

Inclusion criteria

本課題が適応となるのは，上肢の片麻痺機能検査が BRS 上肢Ⅳ，手指Ⅴ，SIAS-M 上肢近位3，上肢遠位3以上で，感覚障害が軽度な症例が適応となる．

上肢屈筋の筋緊張が MAS 1 であることが望ましいが，2以上の場合は動作の前後，動作中に上肢帯，肘，前腕，手関節，手指伸展の十分なストレッチを併用して課題を行う．

ポイント 1　運動学習の意義

立位動作では，立位の重心位置が非麻痺側に変位しやすいため，動作開始前，動作中に重心位置を対称になるように重心移動する．動作中に体幹の回旋や麻痺側の肩甲帯の挙上，後退，屈曲パターンが動作スピードを遅くするため，切りやすい場所に対象物を移動したり，切りやすい方向に体の向きを変えるなど，非麻痺側の使い方も指導する．

ポイント 2　難易度の調整

本課題は，task1，2 で対象物に合わせた把持パターンが学習された後，その把持パターンを崩

Ⅱ．作業療法

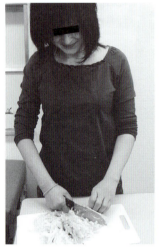
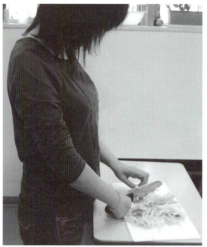
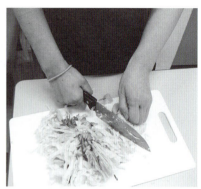

写6 学習後の立位姿勢と包丁の把持様式

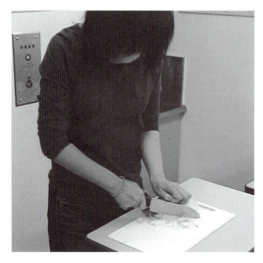

写7 学習後の千切り動作

inDVD 11-[4]

さずに力を入れることを学習する．対象物への把持パターンは手のアーチを保ったまま手掌部，指部が一様にまたは尺側部を中心に接地することを学習する．さらにリーチ動作課題で肩甲帯，上肢の屈曲パターンが増強した場合は，徒手的に抑制したり，誘導したりしながら徒手的な介助量を少なくし，声かけや休憩をはさむ．休憩した場合には肩甲帯，上肢のストレッチを行うよう指導する．ストレッチも徒手的に行った後に，自ら行うことができる方法を指導する．task 3，4 では，正し

く学習された把持パターンで，対象物に力を入れることを，座位からはじめて，立位へと段階づけていく．立位では非麻痺側に変位と体幹の麻痺側への回旋が生じやすいため，正中位に重心を移動するとともに，体幹の非麻痺側への回旋を学習する．最初はこの位置を呈示して動作を開始するが，動作中に非麻痺側に重心が変位し，麻痺側に回旋した場合は，徒手的に修正する．徐々に修正する力を小さくしたり，声かけしたり，どのような場面で代償動作が起こるかをフィードバックする．

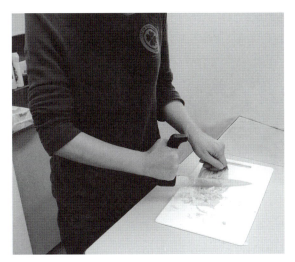

写8 自助具を用いて千切り動作を行っている

ポイント 3　代償の利用

　前腕中間位，手関節中間位で把持しやすい自助具を利用する．写8のように前腕中間位で把持できる包丁は，手関節の掌屈位になりにくく，千切り動作は容易になる．

　通常の包丁であってもよく切れる包丁は余分な力を必要としないため，屈曲パターンが増強しない場合がある．また食材の加工により切りやすくなるため，硬い食材は，電子レンジなどでやわらかくしたり，大きい食材を両手で一塊に切ってから動作を行うなど，切り方を工夫することで容易になる場合がある．

ポイント 4　その他の類似課題

　外来での訓練であるため，ホームプログラムの立案と実施を評価することが大切である．具体的な標的行動を設定し，個別能力に合わせた実施可能な具体的なプログラムの立案を行う．プログラムは外来訓練時に達成度に応じて，適宜修正することが必要である．

ステップアップ

1. 訓練量は症例に応じて実施可能な量で設定する

　Taubは，十分な機能があるにもかかわらず学習された不使用が，上肢機能の低下をもたらす可能性を報告し，麻痺手に対するConstraint-induced movement therapy（以下，CIMT）の有効性を報告している[1]．CIMTは，その効果が報告されている一方[2,3]で，わが国においては訓練時間や医療保険適応の問題が指摘されている[4,5]．麻痺手の拘束する1日の時間は2時間〜6時間，訓練期間は10日間から3週間前後と幅がある．斎藤らは，拘束する時間だけではなく，実施できた内容とホームプログラムの管理をすることで外来訓練でも機能の改善がみられた症例報告[6]をしている．訓練量で重要なことは，症例に応じた実施可能なプログラムの立案することである．

Ⅱ．作業療法

2．標的動作を達成するためのポイント

　標的動作は，獲得するべき具体的な運動スキルの目標を設定し，さらに標的動作を達成するための難易度に応じたステップを設定していくことが必要である．杉山[7]は，効率の標的動作の獲得を進めていくために，①即時強化，②各ステップは少しずつ引き上げていく，③各ステップが達成できないときは，そのステップの動作を再検討する，の3点をあげている．表は，標的動作の設定後，難易度に応じたステップを麻痺側，非麻痺側，姿勢に着目して検討した例である[6]．

表　千切り動作のための各ステップ例

	麻痺側の動作	麻痺側の前腕の状態	姿勢	非麻痺側の動作
ステップ1	テーブルの上でお手玉を移動する	前腕回内位	座位	入れ物を保持する
ステップ2	テーブルの上から紙コップを重ねる	前腕回内位	座位	紙コップを空間に保持する
ステップ3	オセロをひっくり返す	前腕回内位～中間位	座位	―
ステップ4	三指つまみ（母指，環指，小指）で小物をつまむ	前腕回内位	座位	入れ物を空間に保持する
ステップ5	示指を伸展した状態でテーブルをタッピングする	前腕回内位	座位	―
ステップ6	示指を伸展した状態で粘土を押す	前腕回内位～中間位	座位	粘土を押さえる
ステップ7	棒を握った状態で粘土を押す	前腕回内～回外	座位	粘土を押さえる
ステップ8	4～7の動作を速く，リズムよく繰り返す	④～⑦に準じる	立位	④～⑦に準じる
ステップ9	食材がある状態で練習する	前腕回内位	立位	食材を固定する
標的動作：千切り動作		前腕回内位	立位	食材を固定する

文献

1) Taub E, et al : Technique to improve chronic motor deficit after stroke. Arch Phys Med Rehabil **74** : 347-354, 1993.
2) Wolf SL, et al : The EXCITE trial : attributes of the Wolf Motor Function Test in patients with subacute stroke. Neurorehabil Neural Repair **19** : 194-205, 2005.
3) Shumway-Cook A, Woolacott M : Motor Control Translating research into clinical practice, 4 th ed, Philadelphia, 2007, pp 537-539.
4) 道免和久：脳卒中片麻痺上肢への対応．リハ医学 **43**：19-29，2006．
5) 佐野恭子，道免和久：Constraint-induced movement therapy（CI療法）―当院での実践，OTジャーナル **40**（9）：979-984，2006．
6) 斎藤和夫・他：慢性期脳血管患者の麻痺手に対する外来上肢機能訓練の効果．総合リハ **35**（8）：815-819，2007．
7) 杉山尚子：行動分析学入門．集英社，2005，pp 87-93．

（斎藤和夫）

12. 脳卒中：把握動作
（左片麻痺）

DVD 症例 12

症例

43歳，女性，会社員，両親と同居

【病歴】脳梗塞後 10 カ月　左片麻痺
【評価】運動：Brunnstrom stage 上肢Ⅳ，手指Ⅲ
　　　　　　　SIAS-motor 上肢近位 3，手指 1 A
　　　　筋緊張：Modified Ashworth scale　1+ 肘関節 grade 1，手関節 grade 1
　　　　　　　　SIAS-上肢 筋緊張 2
　　　　感覚：表在覚正常　深部覚正常
　　　　　　　SIAS-上肢 light touch 3　SIAS-上肢 position 3

目標とする運動スキル
リーチ動作と把握機能

目的▶▶▶「麻痺手で物をつかみ離す」
- ▶対象物へリーチする
- ▶リーチ動作下で手指を伸展する
- ▶対象物を把握する
- ▶把握を維持したまま目的場所へリーチする
- ▶リーチ動作下で対象物を離す

　対象物をつかんで離すという動作は，つかむために手指を伸展すること，対象物に応じて把握の形をつくり握ること，そして握りから手指を伸展して対象物を離すことが必要であり，さらに，それら手指機能をすべてリーチ動作下で行うことが求められる．

学習前における標的動作の状況
麻痺手によるリーチ確認

- ・リーチ動作は努力性であるが，対象物へ手を伸ばして，その肢位を保持することは可能である．
- ・しかし，対象物を把握するための手指伸展は困難で，それを補うために，肩をさらに挙上して手関節を掌屈し，母指・示指間のスペースをつくって，そのまま対象物へ手指を押し込むよう

実践編　Ⅱ．作業療法

に把握する．
・母指対立位はとれず，また手関節掌屈位で十分に握ることは困難で，対象物を把握することはできない．

動作分析に基づく課題設定

　把握のための手指の伸展，および母指対立が困難である．さらに，把握に応じた手関節背屈をとることが難しく，把握する際の肩の過度の挙上と，手関節掌屈がパターン化している．これら把握動作が困難なことにより，本症例では麻痺側上肢を使用しようとすると，例えば「ペットボトルの蓋を開けるときも，ボトルを手指内に押し込んで持たせることが必要」など，あらゆる両手動作において，動作を行う前の準備動作に手間取る状態となっている．
　これらのことから，
・まず手指・手関節の伸展を促すことを行い，それらをリーチ動作下で行えるようにすることで，「つかむ～離す」という一連の動作の中で，肩の挙上と手関節掌屈というパターンの改善を目指す．

・手指・手関節伸展の促通には，HANDS（Hybrid Assistive Neuromuscular Dynamic Stimulation）が有用である．
・HANDSは，筋電閾値トリガータイプの治療的電気刺激であり，麻痺筋の筋収縮の電気信号を制御入力として取り込み，筋電信号の積分値に比例した電気刺激を加える．
・筋電図の閾値を調整することで，低周波刺激のタイミングと強さをコントロールし，当該筋の随意収縮の促通と拮抗筋の抑制効果が期待できるものである．
・HANDSは，動作の中で施行できる点が特徴であり，今回把握動作課題に用いることで，肩の挙上と手関節掌屈という把握パターンからの離脱を目指す．

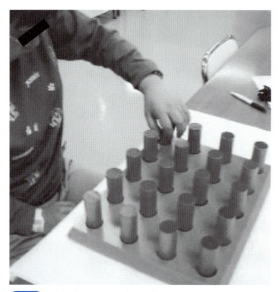

写1　学習前のリーチ把握機能
inDVD 12-[1]
左肩の挙上や手指を対象物へおしこむような把握が目立つ

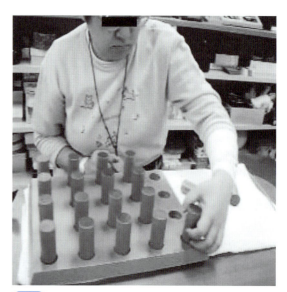

写2　HANDSを用いたリーチ・把握動作課題
inDVD 12-[2]
HANDSを用いることで対象物の把握と離しが促通されている

12. 脳卒中：把握動作

運動学習のターゲット

机上のペグを把握して離す．
その際，HANDSを用いて，手指・手関節の伸展・背屈を促す．

▶ リーチ動作下での手指伸展の増大
▶ 把握動作に応じた手関節背屈の獲得
▶ 肩挙上・手関節掌屈の把握パターンの改善
▶ 麻痺側上肢の補助手としての使用の促進
▶ HANDS除去後の麻痺手の使用

課題とその再現方法（写2）

task1 │ 把握動作課題の方法

▶▶▶ 把握の形は，リーチ能力と手指伸展および母指対立機能をあわせて，総合的に判断する．本症例では，母指・手指伸展の不足を，リーチの微調整にて補うことは難しかったため，いったんペグ板に上肢を置いて把握の形をつくることを許容した．

task2 │ 把握動作課題の指導内容

▶▶▶ 把握する際，手関節を背屈しながら握ることを意識させて，把握を確実にする．

task3 │ 段階付け（手部）

▶▶▶ ペグの径を大きくしていくことで，把握時に，ペグの径にあわせて十分に手指を伸展する範囲を拡大する．

task4 │ 段階付け（リーチ）

▶▶▶ ペグを把握する，およびペグを離す場所の設定により，手指の伸展の難易度は変化する．たとえば，ペグの把握では，膝上から机上へとペグ板を設定することでリーチ動作を変化させ，リーチ下での手指伸展を段階づけする．また，ペグの離しは，学習の初期段階においては机下に設定し，麻痺側上肢を下垂して脱力を容易にし，手指の伸展を得やすくする課題から行う．

task5 │ 課題施行時の注意点

▶▶▶ ペグを離した後は，十分に脱力を行ってから，次の動作を開始する．

把握することで高まった筋緊張をいったん軽減させ，さらに脱力した状態を意識させることで，動作中の筋緊張のコントロールを可能にする．

今回の症例におけるHANDS療法は，低周波刺激電極と筋電図導出電極を総指伸筋上に置き，刺激強度は，安静時には痛みを感じない程度，随

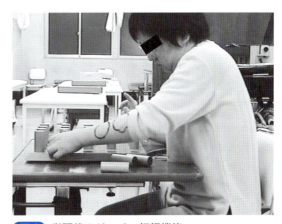

写3 学習後のリーチ・把握機能
inDVD 12-[3]
左肩の挙上は軽減し，対象物の把握と離しがスムーズに可能となっている

実践編

II. 作業療法

意収縮時には手指の伸展を認め，かつ手指の屈曲を阻害しない程度の強度に設定した．起床時から就寝まで装着し，OT室での訓練に加え，日常での手の使用も積極的に促す内容で施行された．

HANDSを用いることで，手指伸展の促通を行い，またそれを把握から離しの一連の動作の中で促すことにより，麻痺肢の運動制御の獲得を図った（写3）．

Inclusion criteria

本課題が適応となるのは，Brunnstrom stage 上肢Ⅴ，手指Ⅳ，SIAS-Motor 上肢近位3上肢遠位1Bである．麻痺側上肢一側での把握動作課題であるため，肩機能はリーチの範囲・保持ともに可能であり，手指は伸展がわずかでも出現していることが必要である．動作中の筋緊張亢進に目を配り，動作の継続に影響する場合は適宜伸長し軽減させる．また，把握に際し，母指の伸展が不十分な場合は，適宜母指対立装具などを作成し，把握の形を整える．

ポイント 1　把握動作課題の設定

HANDSは，麻痺側上肢の随意な筋収縮をトリガーとして，一定の電気刺激を行うものである．随意筋の筋電量に比例した電気刺激が可能であるため，今回のような作業課題やADLの実動作などを，電気刺激を行いながら遂行することが可能である．HANDSを用いた手指の伸展を促す課題では，リーチや把握物品の設定が意図する程度の手指伸展を得られる難易度になっているか，随意収縮後の脱力は得られるか，把握から伸展・伸展から把握といった動きの切り替えは可能か，などを念頭において，リーチも含めて難易度を調整し，作業が遂行できるように動作の設定を行うことが必要である．

HANDSを用いずに手指の伸展を促す場合は，手指の伸展が最も得やすいリーチ位置を明らかにし，その位置で把握の際の手指の伸展を意図するか，離す際の手指の伸展を求めるかを検討して，作業内容を決める．本症例では，手関節の固定装具と母指対立装具の併用が，把握時の母指・示指間のスペースを確保し，強固な把握を可能にしたため，HANDS除去後の手の使用法として指導した．また，手関節・手指の伸展のみ促通する場合は，市販の低周波刺激装置の活用も有用である．その場合，刺激に合わせて自ら手関節・手指を背屈・伸展させていくことが重要である．

ポイント 2　運動学習の意義

運動の出力回路が障害された場合，麻痺肢の代償的な機能回復は，麻痺肢を使用することによってもたらされる．つまり，麻痺肢を使用することで，損傷部位と隣接する運動皮質や小脳の活動が増大して，可塑的変化をもたらす．藤原ら[1〜4]もHANDSの使用による麻痺側上肢の機能改善を報告し，中枢性の可塑的変化の関与を示唆している．HANDSでは，まず低周波刺激そのものが麻痺肢への感覚入力を増大させて脳活動を賦活し，当該運動を繰り返し行うことによって，脳内のシナプス連携を強化して運動の再構築を図る．また，手関節・手指伸筋群に低周波刺激を加えることは，麻痺肢の痙性を抑制しながら手指の伸展を促すこととなり，さらに屈筋の効率も向上させる．痙性のコントロールが可能になることで，選択できる麻痺肢の使用方法が拡大し，麻痺肢を使用する機会の増加につながって，中枢での可塑化を促すと考える．

ポイント 3　ADL場面での使用

　HANDSは，作業やADLの実動作で使用できることが利点である．HANDSを用いることで，単一関節の動きではなく，目的動作本来の運動軌跡に近いイメージで，運動を反復することが可能になる．そして，ADL場面での積極的な使用を行うことで，さらに伸展の促通や麻痺肢の使用頻度の増大を促進する．ADLでの使用を促す際は，麻痺肢を「どのように使用するか」という使い方を決める．必ずしも発症前のやり方にこだわらず，補助手であれば，肢位や手指の使い方，動きのタイミングなどを具体的に指導する．

　今回の症例では，自ら手指を伸展して物を把握，つまり「麻痺側上肢のみで物品を把持し，対側手の作業時に固定する」ことを目標に，ペットボトルの蓋を開ける，歯磨き粉の蓋を開けるなどについて，リーチは体に近い位置として，対側手から物品を受け取る際に手指を伸展して把握し，固定することを指導した．

ステップアップ（運動療法の中で麻痺肢の機能回復を促通する）

　麻痺肢の随意運動を制御する能力は，麻痺の重症度のほかに，筋緊張異常や関節拘縮などによる運動制限，そして麻痺肢の不使用によって影響されている．麻痺肢の随意運動を促通するには，運動を阻害している要因を排除しながら，麻痺肢が運動するために必要な神経活動を誘導する治療戦略を駆使して，麻痺肢を使用できる環境を整備する必要がある．

　麻痺肢の随意運動促通法として用いられる治療的電気刺激療法（TES：therapeutic electrical stimulation）の治療効果に関して，de Kroonら[5]らは，プログラムされた周期的あるいは持続的な神経筋電気刺激であるneuromuscular electrical stimulation（NMES）およびtranscutaneous electrical nerve stimulation（TENS）と，EMGシグナルや関節角度が設定された値に達したときに，電気刺激によって随意収縮を認知させることで効果を高めるEMG-triggered electrical stimulation，あるいはpositional feedback stimulation trainingに分類したうえで，その効果を体系的に検証している．19の臨床試験の分析の結果，治療的電気刺激療法（TES）によって上肢運動機能の改善が期待できること，随意運動でトリガーするTESのほうが，脳卒中上肢機能改善に優れた効果を有する可能性があること，を指摘している．しかしながら，これらの治療効果を左右するのは，麻痺肢の機能に応じた課題設定の良否であり，種々の内在的あるいは外在的フィードバックを入力するための治療手段の開発が重要である．

文献

1) 藤原俊之・他：脳卒中片麻痺上肢機能障害の治療．リハ医学 **43**，743-746，2006．
2) 笠島悠子・他：慢性期片麻痺患者の上肢機能障害に対する随意運動介助型電気刺激と手関節固定装具併用療法の試み．リハ医学 **43**，353-357，2006．
3) 藤原俊之：上肢機能障害に対する新たな治療法．MB Med Reha **85**：107-112，2007．
4) 原　行弘：片麻痺上肢に対する筋電応答電気刺激．MB Med Reha **86**：37-43，2007．
5) de Kroon JR, et al：Relation between stimulation characteristics and clinical outcome studies using electrical stimulation to improve motor control of the upper extremity in stroke. J Rehabil Med **37**：65-74, 2005.

（阿部　薫）

実践編 Ⅱ．作業療法

13. 脳卒中：書字動作
（右片麻痺）
DVD 症例 13

症例

64歳，女性，妹家族と同居
【病歴】脳梗塞発症後5年2カ月，右片麻痺
【評価】運動：Brunnstrom stage　上肢Ⅴ，
手指Ⅴ
SIAS-motor 上肢近位 3，
手指 1C
筋緊張：Modified Ashworth
scale 肘関節 grade 1+，
手関節 grade 1+　SIAS-
上肢 筋緊張 2
感覚：表在覚軽度鈍麻・深部覚正常
SIAS-上肢 light touch 2
SIAS-上肢 position 3

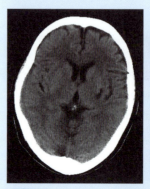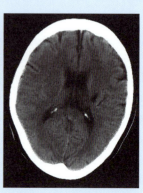

脳画像　頭部 CT：左被殻〜放線冠に低吸収域を認める

目標とする運動スキル
書　字

目的▶▶▶「麻痺手で字を書く」
▶麻痺手で筆記具を把持する
▶肘関節の分離した動きで字を書く
▶字を書き連ねるための麻痺手が移動できる
▶非麻痺手は紙を押さえ，字を書く麻痺手と両手協調が図れる

　この一連の動作には，手指の把持機能と，手指・手関節部の操作，さらに縦横斜など多方向へのリーチ動作と，非麻痺側手の押さえとの両手協調が必要になる．

学習前における標的動作の状況
麻痺手の過緊張を伴う書字動作

・書字動作中，筆記具の握りこみが強くなり，紙に対するペン先の角度が一定に保てない

13. 脳卒中：書字動作

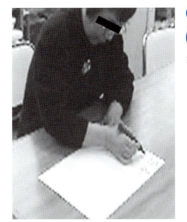

写1 学習前の書字動作
inDVD 13-[1]
右肩の挙上が目立つ

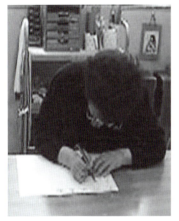

写2 学習前の書字動作
右肩の挙上，肘と手関節の固定化が目立つ

写3 学習前の書字の状況
字体の乱れが大きい

- 指は握りで固定し，手関節と肘は一定の角度で維持されたまま，肩のみ挙上して肩の動きで字を書く（写1，2）
- 紙の所定の位置へリーチすることに努力を要し，意図する以外の箇所に線を引いたり，線の揺れが大きくなる（写3）

動作分析に基づく課題設定

- 筆記具を把持することは可能だが，指・手関節部は努力性のリーチ動作に呼応して握り込みが強くなり，指・手関節部による操作は困難である
- 肘は，肩の動きに対して屈伸筋群が同時収縮し，不動の状態となって滑らかな関節運動が困難である
- 肘の不動化と手指の操作性を補うため，肩の過使用が目立つ
- 肩の屈曲や伸展・外転など，他方向への微細なコントロールが不十分である

　指・手関節部の操作により，書字を行うことは困難であるが，筆記具を把持しつつ肩や肘関節の動きによって書字を行うことは可能である．しか

し，肩の挙上や肘の不動化など特徴的なフォームを呈し，近位関節の動きは努力性である．これらのことから，他方向へのリーチ動作と任意の位置での肘の滑らかな屈伸運動について，肩の挙上を抑えるというフォームの修正に着目しながら行うことを学習課題とする．

運動学習のターゲット

難易度順
- 机上面でのワイピング（肩屈曲・外転・内転）（麻痺手前腕中間位）（写4）
- 机上面で多方向へのワイピング（右回り円・左回り円）
- 机上面で肘の屈伸を伴う多方向へのワイピング（カタカナの書字模倣）
- 目標物を設定したワイピング（机上のお手玉を机下に落とす）（写5）

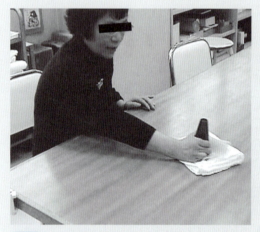

写4 単純運動によるワイピング
inDVD 13-[2]
肩屈曲・外転・半円など単純運動の中でフォームの修正を促す

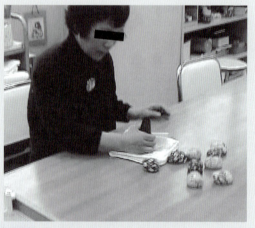

写5 目標物を設定したワイピング
inDVD 13-[3]
ランダムに目標物を設定して多方向へのリーチを促す

課題とその再現方法

　ワイピングとは，平面上で行うリーチ動作である．関節可動域の拡大であったり運動の促通だったり，種々の訓練に汎用される課題である．書字との関連について永田ら[1]は，利き手交換における非麻痺側の書字において，ワイピングの効果を述べている．

　今回，字を書くために，紙の所定の箇所にペン先を位置する，字を書き連ねていくなど書字に要する肩の機能において，屈曲や伸展・外転など多方向へのリーチ動作を可能にし，かつ肘の動きを意識したリーチ動作を促すことで，肩の過剰な動きによる代償を軽減させることを意図している．

task1 ワイピングの方法

▶▶▶ 机上にて，肩屈曲して肘伸展，つまり前方へ手を伸ばし戻すという，運動方向を単一に規定した単純運動課題から開始し，その中で肩の挙上を抑えて肘の屈伸を行うというフォームの意識化

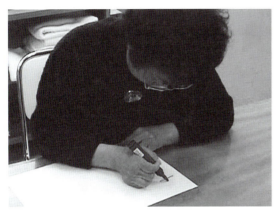

写6 フォームの修正を図った書字

 13-[4]

右肩の挙上が軽減し，滑らかな肘の動きが出現

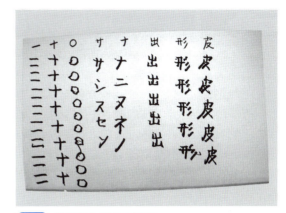

写7 学習後の書字の状況
線の揺れが軽減し字体が整ってきている

を図る．体幹の前後屈や肩甲帯の動きによる肘屈伸の代償は抑制する．手部は，前腕中間位・手関節背屈位で握りを保持できるため，筒を立て，机上を滑るようにタオルを隔て，「筒でタオルを滑らす」ように動かす．

task2　ワイピングの段階付け（単純な運動）

▶▶▶ 肩を内転してから屈曲・外転方向へ，半円を描くように動かし，運動方向に広がりをもたせ，その中で上記フォームの意識化を促す．徐々に，運動中の肩挙上に関する筋活動の減少を図る（書字課題C参照）．

task3　ワイピングの段階付け（複雑な運動）

▶▶▶ さらに，環境条件を変化させてリーチ動作課題をより複雑化し，実際の書字へつながるよう適応性の獲得を図る．たとえば，机上で円を描いたりカタカナやひらがなどを描画してみる．

task4　ワイピングの段階付け（目標物の設定）

▶▶▶ 目標物をおくことで，フォームを意識しつつ，正確さにも注意を向けるようにする．たとえば，机上にばらまいたお手玉を，1つずつ机下へ落していく．

task5　実際の書字方法

▶▶▶ 上記の課題に並行して，実際の書字も行う．その際，書字においても肩の挙上を抑えるように意識づけする（写6）．

　使用する筆記具は，ふるえなど運動のノイズを許容し，紙との抵抗により安定が得られやすいフェルトペンや筆ペンから試行するとよい．また，持ち手は握りを安定させるため，軟らかい素材で太くしてみる．

Inclusion criteria

　本課題が適応となるのは，Brunnstrom stage 上肢Ⅳ，手指Ⅲ，SIAS-M上肢近位3上肢遠位1Aである．つまり，肩の動きに対する肘伸展の分離が出現していることが必要である．手指は，たとえば伸展板に手指を固定してワイピング動作を行うなど，手指の機能に応じた肢位の調整を図ることで，課題の施行を可能とする．肩・肘関節を主とした書字動作を行うための手指機能は，筆記具が把持できる程度の手指の屈曲を有することであるが，さらには，ペン先を紙に位置させるために，手関節中間位〜背屈位，また前腕中間位をとれることが求められる．

実践編 Ⅱ．作業療法

ポイント 1　よいフォームの定義

　よいフォームとは，運動課題の遂行に必要とされるエネルギーが減少することである．よいフォームが獲得されることで運動の協調性は改善し，その上で正確さ，そして速さや適応性が向上する．今回，フォームの修正を促すことで，肩の過度の挙上など書字の際の過剰な筋活動を抑制してエネルギーの減少を図り，書字動作の協調性を得ることを意図している．

　フォームの修正を促す際には，フォームに関する情報提示と運動遂行後のフィードバックが重要になる．単純化した上記のような課題では，「前方に手を伸ばすときは肩をすくめない」「手を戻してくるときは，肩を後ろに引かない」「肘の動きで課題を行う」など，部位と動きを明示するようにする．

ポイント 2　運動学習の意義

　書字という連続課題では，書字そのものを練習課題として，全体法で練習することも考えられる．しかし，課題における問題要因が明らかな場合は，課題を焦点化して部分法で行うことも有用である．今回の書字におけるリーチ動作は，書字に関わる上肢機能の一部を取り上げた点では部分法である．しかし，リーチ動作が，書字全体を通して必要とされる機能である点を考慮すると，全体法とも考えられ，両方の要素をあわせもった練習課題といえる．

　運動技能は，その運動に必要な筋群が選択でき（協調），各筋群が発生する力やタイミングなどの変数が鍛えられ（制御），それら変数の最適化ができることで獲得される．今回の課題の設定は，フォームの修正により協調性を完成させ，リーチ動作の方向性を変えることで制御を鍛え，目的物を設定することで制御の最適化を意図している．

　皮質脊髄路の障害による片麻痺者の書字では，書字の特性は維持される．つまり書字の基本的概念は保たれているため，ふるえなどの書字における運動のノイズをどのように減少させるかが学習のポイントになる．たとえば，なぞり書きを提示したり線引き課題からカタカナ，画数の少ない漢字，そしてひらがなどのように段階付けする中で，運動の自由度をコントロールして中枢神経系の機能的適応を促す．そして，実際に書くときの筆記具や紙，姿勢，スピード，字体，字量などを変化させて日常での最適化を目指す．肩や肘の動きによる書字方法を選択した今回の症例では，リーチ動作における一部筋の過収縮と協調性の低下が運動のノイズであり，フォームの修正を促すことで機能的適応を図ったといえる．一方，感覚障害があると，書字における個々の要素の連結や曲線の組み立てなどができなくなり，書字の運動特性は失われる．このような場合は，視覚的フィードバックによって運動の成果を認知し，言語的フィードバックも加えながら，軌道を修正し，書字の運動制御を学習していく．

ステップアップ　麻痺肢による書字のバリエーションと段階付けを考える

　上肢動作は複数の関節の動きから成り立つため，概して運動方法にバリエーションが存在する．書字動作も，たとえば1つの字を書く場合，上肢全体を動かして書いたり指先の動きだけで書いたり，筆記具を深く把持して書く者もいれば，指先で摘むように把持して書く者もいる．原田ら[2)]は，片麻痺者の患側上肢による書字動作を三次元動作解析装置で分析した結果，感覚障害のある片麻痺者は，前腕以遠を一塊にして書字動作を行い，さらに健常者の非利き手による書字動作も，手関

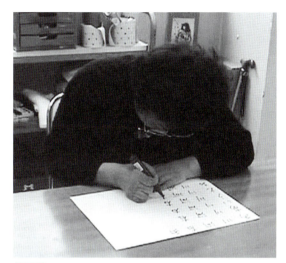

写8 分離が進んだ書字

inDVD 13-[5]

手関節・手指の動きで書字が可能となっている

節・MP 関節・ペン先が一体となった書字軌跡をとることを明らかにしている．つまり片麻痺者の書字は，前腕以遠が一塊となった動きから，ペン先の分離した書字動作へ進めていくことが書字の巧緻性の段階付けになると考える．今回の症例も，前腕以遠を一塊にした書字から開始し，その運動の協調性を向上させることで実用性が得られた．さらに，肩挙上を抑制する書字動作を意識して繰り返すことにより，手関節・手指が分離した書字動作が得られるようになり（写8），これは書字の難易度を追ったものといえる．

文献

1) 永田誠一・他：ワイピング動作が利き手交換に及ぼす影響．作業療法特別号 **16**，120，1997．

2) 原田貴子・他：書字運動の三次元解析：健常者と軽症片麻痺者において．臨床脳波 **48**(4)，230-235，2006．

（阿部　薫）

実践編　II．作業療法

Column　書痙について

　書字障害を示す病態の1つに書痙がある．書痙は，筋肉の緊張の異常によってさまざまな不随意運動や肢位，姿勢の異常が生じるジストニアの1つであり，上肢に限局した局所ジストニアである．基本的に書字以外の動作には障害を呈さず，書字に特化した障害を示す．書字動作中，意思に反して手や腕の筋肉が異常に収縮し，手が動かなくなるなどの訴えはよく聞かれ，一方では，ペンや鉛筆が手から離れると，手や腕は容易にリラックスするなどのこともみられる．また，精神的緊張などで症状が強くなることも特徴的である．その原因は不明な点も多いが，近年，筋の固有感覚の過剰な入力などの感覚系の異常による運動系の出力の異常，つまり感覚運動連関の異常が指摘されている．Murase[1]らは，運動皮質あるいは運動に関連した皮質における感覚情報処理の障害を指摘し，Lenz[2]らは，大脳基底核や視床の機能異常が大脳皮質の活動を低下させ，とくに皮質抑制系が抑制されることによって，運動前野などの異常な賦活を招き，過剰な運動出力につながると述べている．

　いずれにしても，字を書くという運動指令に対して，筋の過収縮などの異常な運動プログラムがセットされてしまっている状態といえ，そのために，まずはこの異常な運動の原因となるプログラムの障害から解放することが求められる．つまり，上肢の運動や姿勢に関連した異常な感覚情報をブロックし，筋の過度の収縮を抑えることが必要である．たとえば，フォームや筆記具，書く際の紙の位置などの修正・調整・変更や前腕部の圧迫などによる知覚トリックの利用，装具の装着などにより，末梢での感覚情報を変化させ，書字と結びついた異常で定型的なパターンの破綻を試み，その中で異常な肢位や筋収縮の軽減・抑制がなされるかをみていく．異常な筋収縮の軽減には，筋電フィードバックも有用である．言語的なフィードバックを加え，自らが姿勢や筋収縮をコントロールできることが重要であり，こうしたアプローチによって書字動作の適正化を図り，もしくは新たな書字の運動プログラムの形成を図ることが学習のポイントになる．さらに，筋紡錘の過剰な興奮性を抑制する局所神経ブロックや低頻度の連続経頭蓋磁気刺激法（repetitive transcranial magnetic stimulation：rTMS）などの効果や，その併用も報告されている．

文献

1) Murase N, et al：Nicotine-sensitive writers cramp. *Mov Disord* 15, 1276-1279, 2000.
2) Lenz FA, et al：Thalamic single neuron activity in patients with dystonia. *J Neurophysiol* 82, 2372-2392, 1999.

（阿部　薫）

実践編　Ⅱ．作業療法

14. 脳卒中：箸動作
（肢節運動失行）

DVD 症例 14

症例

64 歳，男性，右手利き，妻と同居

【病歴】脳梗塞発症後 4 日，右片麻痺
【評価】運動：Brunnstrom stage　上肢Ⅵ，手指Ⅵ，下肢Ⅵ
　　　　　　　SIAS-motor　上肢近位 5，手指 3
　　　　筋緊張：Modified Ashworth scale 右上下肢 0
　　　　感覚：表在覚・深部覚正常
　　　　高次脳機能：肢節運動失行

inDVD 14-[1]

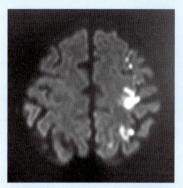

脳画像　頭部 MRI 拡散強調画像

目標とする運動スキル
箸動作

目的▶▶▶「右手で箸を使用して食事をする」
▶箸を把持する「手のフォーム」を理解する
▶右手で箸を把持する
▶箸先で対象物を正確に把持する
▶把持した対象物を保持したまま運ぶ

　肢節運動失行とは，運動麻痺や感覚障害がないにもかかわらず，書字や箸などの習熟動作が拙劣になる高次脳機能障害であり，経験や学習によって作り上げられた運動記憶が損傷を受けたときに生じる（Liepmann）とされている．つまり，一旦学習した運動が減弱してしまい，習熟した指運動に混乱や消失が出現する状態である．作業療法介入の目標として，減弱した運動スキルの再学習が重要となるが，その際にトップダウンアプローチとボトムアップアプローチを組み合わせて運動学習を推し進めることが必要となる．

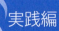

実践編

Ⅱ．作業療法

学習前における標的動作の状況
箸の持ち方がわからない

箸を把持する手のフォームがわからずに試行錯誤する．自身の手のフォームが「間違っている」ということは理解しているが，正しいフォームを形作ることができない（写1）．

実際の食事は，右手および左手のフォークで摂取することで代償している．

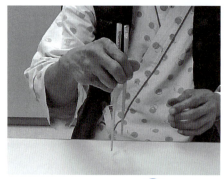

写1 学習前の箸動作 14-[2]

運動分析に基づく課題設定

箸動作に必要な運動機能および感覚に問題はなく，箸という道具の概念や使用方法も理解できている．しかし，箸を持つための手のフォームがわからず，試行錯誤を繰り返しても成功しない．

本症例の課題達成に向けたアプローチとして，外在的フィードバックをトップダウンアプローチとして用い，箸の遠隔触やハンドリングによる感覚入力をボトムアップアプローチとして用いる．これらのアプローチは，以下の課題すべてにおいて必要となる．

・手本を見て，箸を把持する手のフォームを模倣する
・箸を正しいフォームで把持する
・箸で対象物を把持する
・対象物の材質や形状，重量に合わせて筋出力を制御する
・多方向から対象物を把持する

運動学習のターゲット

▶箸を持つ手のフォームを模倣する
▶正しいフォームで箸を把持する
▶対象物や箸の向きによって手指の運動を調節する

課題とその再現方法

Task1 箸を持つ手のフォームを模倣する

箸を持つ手のフォームがわからなくなっているため，箸の持ち方を再学習する．箸の持ち方には個人差があるため，発症前はどのように箸を把持していたのかについて家族から聴取し，発症以前に学習されていた運動スキル（手のフォーム）に近い手本を設定する．

手本となる画像を提示し（写2），見本と自分の手を見比べながら模倣する．その際，手指の位

14. 脳卒中：箸動作

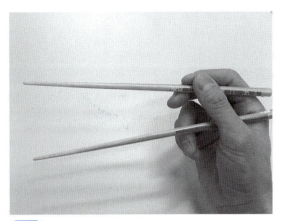

写2 箸を持つフォームの手本画像

置や角度が正しいかどうかについて自身で確認するよう促し，正確に修正できない場合には療法士が手添え誘導（ハンドリング）を行う．

Task2 正しいフォームで箸を把持する

Task 1で学習された手のフォームを保ったまま，箸先を閉じる練習を繰り返す．まずは箸先を合わせることから練習し，箸先が合うようになった後に，対象物を把持する練習に移行する．動作はゆっくり行うよう促し，手のフォームが崩れた際にはTask 1から再度やり直す．必要に応じて，療法士が手添え介助（ハンドリング）を行う．また，定期的に箸動作を動画撮影し，ビデオフィードバックを行うことで症例自身に問題点を認識させる．

このときに用いる対象物には，スポンジなど軽くて滑りにくい物品を選択し，形状や大きさを統一する（写3）．

Task3 右手の巧緻動作を練習する

箸動作を担保する右手の巧緻動作について練習を行う．金属球やセラプラストなど，把持するために筋出力の微調整が必要となるつまみ動作課題や，貯金箱にコインを入れるなど，目と手の協調性を必要とする空間操作課題を用いる（写4）．空間操作課題では，同一方向への反復運動ではなく，多方向へのランダムな運動を設定する．例え

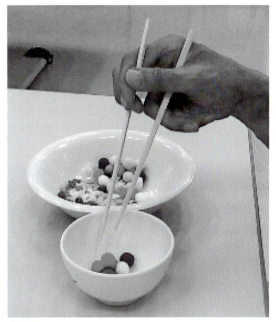

写3 フォームを意識した箸練習

inDVD 14-[3]

inDVD 14-[4]

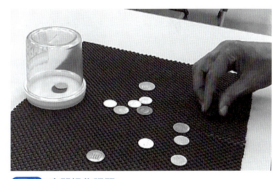

写4 空間操作課題

inDVD 14-[5]

ば前述の貯金箱課題の場合では，スリットの向きを回転させる，貯金箱の高さを変更するなどの段階づけを行う．

Task4 対象物や箸の向きによって手指の運動を調節する

多様な材質や形状，重量の対象物を用いて把持

実践編 Ⅱ．作業療法

練習を実施する．最初は同一物品を把持する練習を繰り返し，把持が安定してからは，多様な物品を不規則に把持する練習に切り替える．

Inclusion criteria

本課題が適応となるのは，上肢の片麻痺機能検査がBRS上肢Ⅴ，手指Ⅴ，SIAS-motor上肢近位テスト3，上肢遠位テスト3以上で，感覚障害がない，もしくは軽度な症例である．高次脳機能については，視覚認知障害および観念運動失行のないことが望ましい．

ポイント 1　運動学習の意義

肢節運動失行によって過去に学習した運動スキルが減弱したため，箸の持ち方を再学習することが目標となる．試行錯誤学習では不適切な手指運動やフォームを潜在的に学習する危険性があるため，手本の模倣や療法士のハンドリングを用いた顕在的なエラーレス学習による運動スキルの獲得を図る．また，箸が把持できるようになった後も，課題を達成することに注力しすぎることで手のフォームが崩れてしまうとエラーが潜在的に定着する危険性が生じる．そのため療法士には，適切な外在的フィードバックを用いて正しいフォームの学習を促進する介入が求められる．

箸で把持する対象物は，スポンジなど容易な物品から開始し，その後，材質や形状を変更する．その際，まずは同一物品だけを反復して把持する一定練習（ブロック練習）を実施し，運動スキルの獲得に伴い，対象物を不規則に変更していく多様練習（パラメータ練習）にステップアップさせることにより運動スキルの定着を目指す．

箸の実動作練習だけではなく，箸動作を担保する右手の巧緻動作練習も並行して行うことで，箸動作時の筋出力の調節や，対象物へのリーチの精度を向上させることが期待できる．加えて，手指を用いた巧緻動作を課題として選択することで脳の運動感覚系ネットワークの賦活を図ることも目的とする．

ポイント 2　トップダウンとボトムアップ

学習の方略はトップダウンアプローチとボトムアップアプローチの2つに大別される．ここでのトップダウンアプローチとは，課題を認識するための情報を付与することで，症例自身が知識による処理を行えるよう介入する方法である．本課題におけるトップダウンアプローチとは，ビデオフィードバックを中心とした外在的フィードバックのことを指す．パフォーマンスの結果を視覚的かつ言語的に提示することで，手指の運動やフォームにおける問題の焦点化が容易になる．同時に，改善した点も明確になるため，症例の動機を維持する正の強化子としての役割も期待できる．一方，ボトムアップアプローチとは，体性感覚をもとにエラー認識を促す介入方法であり，本課題ではハンドリングによる感覚入力量の増加を指す．これらの方略は，どちらか一方だけでは不十分であるため，課題や場面に応じて適宜使い分ける必要がある．

ポイント 3　難易度の調整

塗り箸は滑りやすく安定しないため，最初は木製の割り箸から練習をはじめると容易である．

使用する食器が深くなるほど動作が難しくなる．箸先が見えにくいため操作しづらく，また，

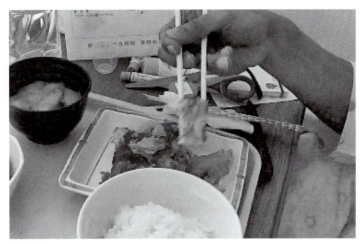

写5 練習後の食事動作

 14-[6]

前腕回内位・手関節掌屈位での動作となるため手指運動が制限されやすくなるためである．

箸の使用方法は「はさむ」だけでなく，「割る」や「ほぐす」など多様である．練習においても，対象物を把持するだけではなくセラプラストを箸で切ったり刺したりすることにより，米飯や肉魚を想定することができる（写5）．

ステップアップ

1．失行症の学習

失行症例であっても新規学習は可能であり，動作練習は有効とされている．しかし，その効果は他の道具や活動に汎化されにくく，練習した道具や活動だけに留まる可能性がある．したがって効果的なリハビリテーションを進めるためには，その症例が真に必要としている道具や活動に的を絞って課題設定し，練習を進めることが必要とされている[1]．

2．運動スキルの定着

学習した運動スキルを定着させるためには一定の条件が必要とされており，練習の24時間後に再学習すると，より早くより完全に定着する[2]，学習後に睡眠をとることが運動スキルの定着に関連する[3]などの報告がある．これらの報告に則ると，毎日の練習を同一時間帯に設定することや，症例の睡眠リズムを良好に保つことが運動学習の促進にとってプラスに働く可能性があるため，臨床において工夫すべきポイントとなるかもしれない．

文献

1) Goldenberg G, et al : Assessment and therapy of complex activities of daily living in apraxia. *Neuropsychol Rehabil* **11** : 147-169, 2001.
2) Krakauer JW, et al : Consolidation of motor memory. *Trends Neurosciense* **29** : 58-64, 2006.
3) Huber R, et al : Local sleep and learning. *Nature* **430** : 78-81, 2004.

（橋本晋吾）

実践編 Ⅱ．作業療法

15. 脳卒中：手工芸（認知症）
DVD 症例 15

症例

76歳，女性，専業主婦
【病歴】多発性脳梗塞による認知機能の低下
【評価】日常生活活動：病棟内の身辺処理（食事，排泄，更衣，整容など）は要見守り．
認知機能：HDS-R　20点，MMSE 23点
【場所】作業療法室（入院）

目標とする運動スキル
折り紙で鶴が折れるようになる

目的▶▶▶「手工芸を通して認知機能の活性化を図る」
▶折り鶴の折り方をデモンストレーションで理解する
▶デモンストレーションをまねてみる
▶折り鶴の折り方の誤りに気づく
▶折り鶴の折り方で，誤っているところを修正できる
▶援助なしで，折り鶴が折れる

　日常の活動を可能にするためには，運動機能が十分に保たれていることも重要であるが，運動学習の観点では課題を理解し，説明内容を把握し，正しい順序で動作を行い，覚えた手順を保っておくことが必要である[1]．作業療法では，活動の遂行には課題を正しい手順で行い，また行っている過程で誤ったときには，その誤りに気づき修正できることなどが必須条件である．日常の課題遂行がうまくいかずに，問題行動を呈している認知症患者に，手工芸を治療として活用することによって，認知機能を把握し適切な援助の方法を察知し，日常生活活動の援助につなげることを目的とする．

学習前における標的動作の状況
作業遂行に多くの援助を要する

　作業療法で実施した手工芸（籐細工）では，複雑な工程において誤りが多く，指摘しても誤りに

気づかず，修正に多くの援助を要して作品を完成させていた．

動作分析に基づく課題設定

認知機能低下によって，折り鶴を折った経験があるものの一人では完成できない患者に，
① 折り鶴の工程分析を行い，
② 各工程の動作手順をセラピストがデモンストレーションで示し，
③ 援助を加えて，手順を想起，習得させ，
④ 各工程を援助なしでできるようにする．
⑤ その後，すべての工程を，一人でできる能力を再獲得させる．

- 折り鶴の過程で生じる，手順の誤りと修正能力を定量的に把握する．
- 適切な援助で作品を完成させる．
- 課題遂行中にみられる，会話内容，他者への関心などから，日常生活で生じている問題行動を類推し対処する．
- 活動意欲や学習能力の活性化をはかる．

運動学習のターゲット

▶ 折り鶴の各工程における手順の誤りを理解し，誤りが修正でき，各工程を正しく行うことができるようにする．
▶ 最終目標は全工程を一人でできるようにする．

▶ 折り鶴の過程で生じる，誤りの気づき，修正能力を段階的に評価して，遂行状況に応じた適切な援助を行う．

課題とその再現法

task 1 折り鶴の各工程における作業と手順の誤りを気づかせる

誤りの気づきを5段階で評価する．
① 他者が誤りを指摘しても気づかない．
② 他者が誤りを指摘すれば気づく．
③ 自分で気づくが，誤りの内容を説明できない（誤りの内容を理解していない）．
④ 自分で誤りに気づいて誤りの内容を説明できる．
⑤ 誤りがない．

task 2 折り鶴の各工程における誤りを適切な援助のもとで修正する

修正能力を5段階で評価する．
① 多くの手助けをしても修正できない．
② 多くの手助けで修正できる（言語指示を含むデモンストレーション）．
③ 多少の援助で修正できる（見本，説明書，言語指示）．
④ 援助なしで修正できる．
⑤ 誤らずにできる．

Inclusion criteria

認知機能障害の症状には，物忘れ，徘徊，暴力行為，無動，コミュニケーション障害などさまざまなものがあり，これらの症状が患者はもとより，介護する家族や周囲の人々にとって大きな問題となる．認知症患者に手工芸を提供することで，手工芸遂行に興味をもち，注意が向くことで徘徊や他者への暴言が減り，さらには作品完成が自己認識を高め，心理的安定をはかることができる．こ

れには，患者の認知機能を適切に把握し，個人因子として過去の手工芸経験の有無を十分に把握したうえで（手続き記憶の利用），手工芸種目を選択し，導入する必要がある．過去の折り鶴の経験具合で個人差はあるが，目安として MMSE が 20 点以上あれば，工程ごとのデモンストレーションをした後に，以前の経験を通じて手続き記憶も引き出し，折り鶴が折れるまでになる．MMSE 10 点台では，工程ごとに言語やデモンストレーションの援助を加えて指導すれば，折り鶴を完成できる．MMSE が 10 点未満の者は，各工程のデモンストレーションだけでは，動作を完成できない．いくつかの工程を介助者が行うことによって，患者は折り鶴を完成する．むしろ患者は，折り鶴の場面を通じて，介助者や他患者とのコミュニケーションを楽しむことができる．

しかし，手内筋の筋力のアンバランスによる手指の変形，感覚機能や発汗の低下が，高齢者の手指の操作性に影響を及ぼすことについても考慮する必要がある．

ポイント 1　運動学習における意義

運動学習においては，言語理解が大きな役割を果たすとされている．しかし，われわれは日常，すべての行動を言語化し，その内容で行動しているのではなく，運動を繰り返し，動作が自動化することによって，よどみない生活活動を行っている．認知の障害が原因で動作を忘れたら，動作を分解し，各工程ごとに学習させることの積み重ねによって，目的動作が行えるようになる[1]．

認知症患者に手工芸種目を選択する際には，個人の身体機能，趣味，興味等を考慮し，認知機能に応じた手工芸種目を選択する必要がある．また，折り鶴の様子，運動学習をふまえて観察，記録することで，個人に合った援助方法を選択することが重要である．

ポイント 2　難易度の調整（表 1）

表 1　手工芸の難易度

介助量での難易度	やさしい	難しい
介助の内容	工程ごとにデモンストレーションを行い誤りを指摘し，修正方法を教える	見本を見せ，説明書のみで行う
手工芸の親しみ	過去にしたことがある	経験がなく，初めて行う
作業工程の難易度	作品完成までの工程が少なく，工程毎の動作が簡単で，繰り返しの工程	工程が複雑で，工程ごとの動作が複雑で，間に連動性がない

ポイント 3　援助のポイント

患者の認知機能の能力を超えた複雑な課題を患者に指導することは，患者が運動学習に混乱を引き起こす原因となる．それを防ぐために，患者ができる部分のみを行い，困難な箇所は介助者が代わって行う必要がある．

ポイント 4　その他の類似課題

提供する手工芸種目は，折り鶴だけでなく患者の興味や，作品のでき具合を考慮し，しかも，工

15. 脳卒中：手工芸

程が明確に理解しやすいものを選択することが必要である．籐細工，アンデルセン手芸などは，単純な繰り返しと，外形が多少整っていなくても機能性が保たれ，ゴミ箱や小物を入れる籠として活用できるので，周囲の人たちからの賞賛を得ることができる．

患者の認知機能，過去の経験，興味を熟知し，しかも，手工芸種目の工程分析と活動分析をして，遂行の難易度を捉えて適切な種目を選択することが重要である．誤りの気づき，修正能力の尺度で捉えて，手工芸種目の難易度を知ることが求められる．

ステップアップ

1．手工芸の遂行能力を客観的に評価し，適切な援助で，運動学習の向上をはかる．

折り鶴の15工程を表2に示す．遂行能力を誤りの気づきと，それを修正する能力の視点で分析する．

折り紙を三角に2回折った後，中を開いて正方

表2 手工芸評価表

作業工程	遂行能力	援助方法	備考
1) 正方形の対角に重ね合わせ，三角形に折る	誤りの気づき　1 2 3 4 ⑤ 修正能力　　　1 2 3 4 ⑤		
2) 更に三角形に折る	誤りの気づき　1 2 3 4 ⑤ 修正能力　　　1 2 3 4 ⑤		
3) 三角形の内側に指を入れ，広げて正方形を作る	誤りの気づき　1 2 3 4 ⑤ 修正能力　　　1 2 3 4 ⑤		
4) 折りずらす	誤りの気づき　1 2 3 4 ⑤ 修正能力　　　1 2 3 4 ⑤		
5) もう一方の内側を広げて同様に正方形を作る	誤りの気づき　1 2 3 4 ⑤ 修正能力　　　1 2 3 4 ⑤		
6) 正方形を中央の折り筋に合わせて折り，戻す	誤りの気づき　1 2 3 4 ⑤ 修正能力　　　1 2 3 4 ⑤		
7) もう一方の正方形にも同様に折り筋をつける	誤りの気づき　1 2 3 4 ⑤ 修正能力　　　1 2 3 4 ⑤		
8) つけた折り筋を使って，内側を広げるように折り，形を作る	誤りの気づき　1 2 3 4 ⑤ 修正能力　　　1 2 3 4 ⑤		
9) 反対も同じように折る	誤りの気づき　1 2 3 4 ⑤ 修正能力　　　1 2 3 4 ⑤		
10) 菱形を中心に合わせるように折る	誤りの気づき　1 2 3 4 ⑤ 修正能力　　　1 2 3 4 ⑤		
11) もう一方の菱形も中心に合わせるように折る	誤りの気づき　1 2 3 4 ⑤ 修正能力　　　1 2 3 4 ⑤		
12) 中割り折りをする	誤りの気づき　1 2 ③ 4 5 修正能力　　　1 ② 3 4 5	・誤りの内容を説明できない ・デモンストレーション繰り返し，口頭指示 ・工程の最初まで戻す，遂行の介助	時間を要す
13) もう一方も中割り折りをする	誤りの気づき　1 2 ③ 4 5 修正能力　　　1 ② 3 4 5	・誤りの内容を説明できない ・デモンストレーション繰り返し，口頭指示 ・工程の最初まで戻す，遂行の介助	時間を要す
14) 頭の部分を作るため，片側の先端を中割り折りをする	誤りの気づき　1 2 ③ 4 5 修正能力　　　1 ② 3 4 5	・誤りの内容を説明できない ・デモンストレーション繰り返し，口頭指示 ・工程の最初まで戻す，遂行の介助	時間を要す
15) 羽を広げ，胴体に空気を入れる	誤りの気づき　1 2 ③ 4 5 修正能力　　　1 ② 3 4 5	・誤りの内容を説明できない ・デモンストレーション繰り返し，口頭指示 ・工程の最初まで戻す，遂行の介助	時間を要す
	合計　130点／150点		

実践編　Ⅱ．作業療法

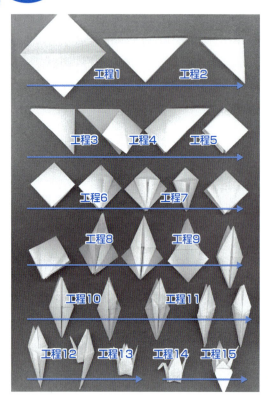

図　折り鶴の工程と作業要素

工程1・2
・平面で単純な四角形から三角形を想起，模倣する
・紙をつまむ，手で押さえるなど単純な動作

工程3・4・5
・三角形から四角形へ移行するときに立体的構成が加わる
・三角形を崩し，四角形にするとき角や折りしろを合わせる巧緻性が必要

工程6・7
・目標となる中心線に折りしろを合わせる平面的動作
・指尖の細かい巧緻性が必要

工程8・9
・四角形を崩し，立体的構成を経て菱形を作る
・紙の辺を合わせ尖端を合わせる巧緻性が必要

工程10・11
・中心線に沿って紙の縁と合わせる平面の動作
・重ねた紙を折る指尖の力と巧緻性が必要

工程12・13・14・15
・折紙の各部と鶴の身体部位を想起して折る
・細かい部分を大きく折り返すため，巧緻性が必要

形を作る．それを開いて菱形を作り，中心に合わせて折るまでの11工程は，時間を要し形が不揃いな箇所もあったが，誤らずに行っていた．12工程目では，誤りに気づいているものの，その内容を具体的に説明できず，介助者がデモンストレーションで，首と尾の部分を中割り折りを示した．しかし，幾度デモンストレーションを繰り返してもできず，介助者が患者の作品を手に取って，手順を指導してはじめてできた．以後，頭の部分，羽を広げて完成するまでの工程も同様の援助を必要とした（図，表1）．

12工程は立体的理解を必要とする．その後の工程も，鶴の身体各部を認識し，折り紙に置き換えて作成する工程であった．実物の鶴の身体部位と，折り鶴を照らし合わせ，動作を含めて確認することで，誤りに気づき，修正できると推察する．

2．認知症患者の手工芸遂行能力を脳機能で考える．

従来から，作業療法では手工芸を精神疾患の心理的な援助，身体障害の上肢機能回復の補助として活用してきた．また，老人施設で高齢者の活動意欲向上の手段として用いるところも多い．

近年では，functional MRIやPETなどによって，脳の局在の賦活状況を知る手段も開発されている．これらの機器を使用することで，認知症患者が作品を作り出す過程で生じる脳の働きを，ワーキングメモリ[注1]や前頭前野[注2]の機能と結

注1）**ワーキングメモリ**：受動的に保持される短期記憶に対して，ワーキングメモリーは目標志向的な課題や作業の遂行にかかわる能動的な記憶と定義されている[2]．

注2）**前頭前野**：前頭前野は外環境から起こる感覚刺激が，脳内に貯蔵されている過去の記憶情報を引き出す働きをもつ．さらに問題解決のために，時間的空間的に行動を組み立てる．そして，前頭前野は，目的の動作を行うときに生じる随意運動にも大きく関与する[3]．

び合わせて説明できる[1,2]．

3．運動学習と手工芸

興味を持ち，目的のある作品作りは，運動学習を通じて能動的に記憶を保持すること（ワーキングメモリー）ができる．また，作品作りを通した外界からの刺激が，前頭前野を賦活し，認知症患者の想起や記憶の保持の手助けとなる．

文献

1) Rodger Ll. Wood, Ian Fussey：運動学習における認知的媒介．認知障害のリハビリテーション，医歯薬出版，1998，pp 23-26.
2) 苧阪直行：ワーキングメモリーと意識．脳とワーキングメモリー，京都大学学術出版会，2000，pp 1-16.
3) 久保田競：脳の前頭前野と手．手と脳，紀伊国屋書店，1984，p 81.

（浅井憲義）

実践編　Ⅱ．作業療法

16. 末梢神経損傷：つまみ動作
（左正中神経麻痺）

DVD 症例 16

症例

76歳，女性，日中一人暮らし，利き手右手

【病歴】リストカットにて，左側正中神経断裂，橈側手根屈筋（FCR）・長掌筋（PL）断裂．正中神経，腱縫合術後8週，左正中神経麻痺（写1）．手術執刀医からは，正中神経の回復は困難と説明されている．術後より精神的には落ち着いている．

【評価】運動：MMT　橈側手根屈筋 FCR-3，長掌筋 PL-2，浅指屈筋 FDS（Ⅱ，Ⅲ）-3，深指屈筋 FDP（Ⅱ，Ⅲ）-3，長母指屈筋 FPL-3，短母指外転筋 APB-0．

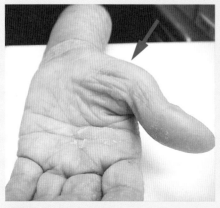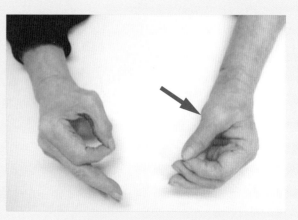

写1　症例の左手
正中神経麻痺を呈し，矢印部は母指球筋の萎縮がある．

知覚：セメスワインスタインテスト（S.W.T.）母指-6.65 red，示指～環指橈側と正中神経領域の手掌部分-脱失．母指～中指と正中神経領域の冷感，しびれあり．母指指腹部に異常感覚，手掌部に Tinel's sign あり．二点識別覚不可．

ADL：5年前に右大腿骨頸部骨折，4点杖で室内歩行自立．ADL では入浴以外はすべて自立し，日中は一人で生活している．

■ 16. 末梢神経損傷：つまみ動作

目標とする運動スキル
母指，示指，中指を用いた両手でのボタン動作

目的▶▶▶「三指つまみでボタンの着脱ができる」
▶患手の母指，示指，中指を用いて三指つまみでボタンをつまむ
▶両手を用いてボタン穴に通す
▶視覚的に見えづらい場所でもボタンの着脱ができる

　これらの動作を可能にするためには，母指から中指でボタンを三指つまみ動作で固定して，ボタン穴に通したり外したりする必要がある．

学習前における標的動作の状況
左手（受傷側）は三指つまみが困難で日中使用せず

　左手（受傷側）は，訓練時以外は日常的に使用せず．外出時，夜間は正中神経領域の冷感が強くなり，写真のような手袋をつけて保護している（写2）．

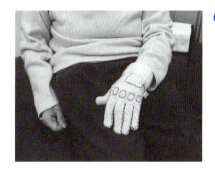

写2　左手（受傷側）の家での様子

　ボタン動作時は，時間をかければ右手（非受傷側）を使用して片手動作で可能であるが，左手（受傷側）はほとんど参加しない．両手動作を促すと左手（受傷側）は環指から小指で衣服を挟んだり，小指球部を用いて衣服を押したりすることはできるが，三指つまみでボタンをつまむことは困難である（写3）．

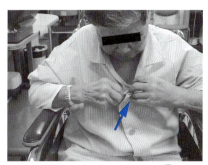 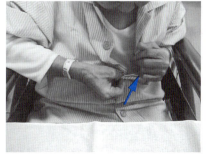

写3　学習前の更衣動作　 16-[1]

169

実践編 Ⅱ．作業療法

動作分析に基づく課題設定

「左手（受傷側）の母指，示指，中指の三指つまみでボタンを固定して，ボタン穴への出し入れを操作できる左手の巧緻動作の学習を要する．

運動学習のターゲット

▶ 母指，示指，中指を用いた三指つまみ動作のフォームの保持する
▶ つまみ動作フォームを保持したまま対象物を操作する
▶ つまみ動作を保持したまま両手動作を行う
▶ 両手動作でボタンの着脱を行う

課題とその再現法

task 1 つまみ動作のフォームの習得

▶▶▶ 母指～中指を用いた三指つまみ動作の正しいフォームを保つことを学習する．母指が対立し，母指～中指の指腹部から先端部（指尖部）で対象物をつまむ肢位を習得する．この肢位の習得には，知覚，動きのよい環指，小指を手がかりとして使用しないように，写4のような身体動作ガイドとしての短対立スプリントを用いる．母指が掌側外転位に保てるように設定し，環指，小指は屈曲位に固定する．短対立スプリントを装着しないときは，セラピストが徒手的に母指を内旋することで，掌側外転位に誘導し，三指つまみを保った肢位を学習する．

task 2 つまみ動作を保持したまま操作する

▶▶▶ 三指つまみの肢位を保ったまま，指腹部から指尖部を用いて操作することを学習する．課題は，最初は身体ガイドとして短対立スプリントを装着したまま，写5のようにコインやペグを用いて穴に入れる動作を行う．対象物の端を持つように指導し，対象物をつまみながら操作する最適な位置を学習する．次に短対立スプリントをはずして，同様に対象物を操作する課題を行い（写6），身体ガイドなしに行えるように繰り返す．また，ペグを母指から中指の三指で返す課題では，空間で母指，示指，中指をそれぞれ別々に動かすように指導し，三指の協調的な動作を学習する．セラ

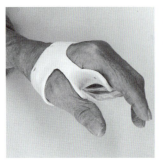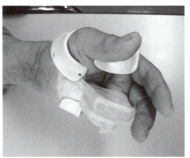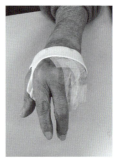

写4 身体動作ガイドとしてテーピングと短対立スプリントを使用した状態
環指，小指を屈曲位で固定し，母指，示指，中指の使用を促している．

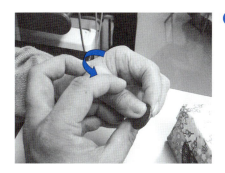

写5 母指の位置を対立位に誘導し（矢印），つまみ動作のフォームを作る．対立法へは，母指を内旋し，掌側外転位に誘導する

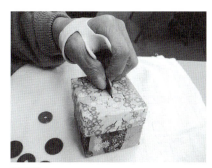 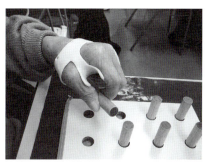

写6 短対立スプリントを装着した状態でのつまみ動作

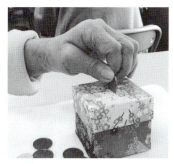 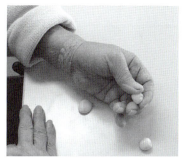

写7 つまみ動作を保持したまま対象物を操作する課題

プラストを丸める課題（写7）では均等に丸くなるように母指，示指，中指を使うように指導，三指の均等な力の調節を学習する．どの動作も最初はゆっくりと目で見ながら正確に行うことが重要である．

task3 | つまみ動作を保持したまま両手動作を行う

▶▶▶ task 1，2で三指つまみの保持が可能となり，三指つまみを保持したまま指腹部から指尖部での操作を取得した後，両手動作の操作を学習する．

写8の，ビーズの糸通し，銅版細工の課題では，左側での母指から中指の三指つまみを保持したまま行う．紐結び課題では，左右の力の調節を行い均等な結び目になるように練習する．

task4 | 実際に両手動作でボタンの着脱を行う

▶▶▶ task 1～3の動作を習得した後，模擬的なボタン操作を視覚的に見ながら行い，次に実際の服を用いてボタンの着脱を行う（写9）．服は，ボタンの大きな衣服から行い，徐々に普段着ている

171

II. 作業療法

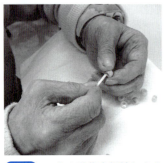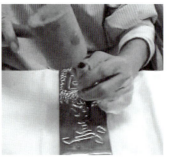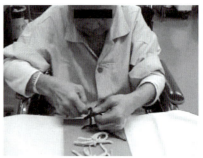

写8 つまみ動作を保持したままの両手動作の課題（左より，ビーズ通し，銅版細工，紐通し課題）

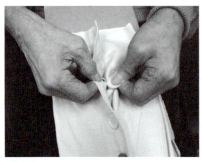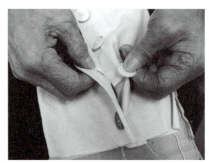

写9 模擬的なボタンを用いての動作の練習

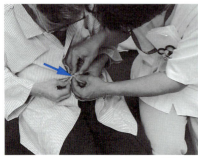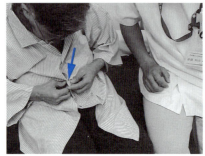

写10 学習後の更衣動作 16-[2]

洋服，小さなボタンの洋服などに広げていく．
　セラピストは，実際の服を用いたボタンの着脱動作の中で，左側からボタンのつまみ動作のフォームやボタンのつまむ位置を介助しながら誘導する（写10）．

Inclusion criteria

　本課題が適応となるのは，正中神経低位麻痺（手関節部での損傷），その他の類似疾患で，損傷後および手術後，医師よりつまみ動作が許可になった時点であれば適応となる．また片麻痺者では，上肢の片麻痺機能検査がBRS手指Ⅳ，SIAS-M上肢遠位テスト3で側腹つまみが可能な場合は適応となる．知覚障害は母指の表在，深部覚が保たれていることが望ましい．

ポイント 1　運動学習における意義

　本課題の学習は，手指機能の優位な部分を制限することで，残存する母指の知覚機能と筋力を使用し，つまみ動作を習得することを目的としている．つまみ動作を習得するうえでは，手を使うときの特定のフォームを作ることが大切であることが知られている．ボタン操作においては，母指が対立した状態での三指つまみ動作で指腹部〜指尖部で対象物を操作することが必要となる．対象物が接触する部分と力の調整など，手と対象との対応関係を学習することが必要となるため，課題の習得には視覚を最大限に使用しながら，動作スピードをゆっくりと正確に繰り返すことが大切である．

ポイント 2　難易度の調整

　対象物が知覚しやすいものほど，難易度はやさしくなり，ボタン動作の場合はボタンの形状と，ボタン穴の形状で難易度が変わってくる．
・ボタンの形状……大きい，厚い，凹凸があり滑りにくいなど．
・ボタン穴の形状……ボタンに対して穴が大きく出し入れしやすい．

ポイント 3　代償手段の利用

　ボタンの着脱が困難な場合は，ベルクロを用いて，ボタンを付け替えたりする衣類の方法の呈示や片手動作，知覚障害のない環指，小指を用いた動作の習得などがある．

ステップアップ

1．定期的な知覚評価と MMT による重症度評価

　症例は，術後 12 週経過した時点で，MMT では APB，知覚障害の改善が認められないが，定期的な知覚評価と MMT による重症度評価は重要となる．知覚評価は，触覚の閾値はセメスワインスタインテストで評価し，局在は鉛筆の先の消しゴムを用い，神経支配の密度を示す二点識別覚はディスクリミネーターを用いて評価する[1]．

2．知覚再教育訓練は重要

　標的行動と並行し，母指〜中指の知覚障害を改善するために，知覚再教育訓練を行う．知覚低下がある場合には，二次的な損傷（摩擦傷，水泡，潰瘍）を起こしやすいため，手を保護するためのガイドラインが示されている[1,2]．知覚再教育訓練は，①防御知覚の指導（二次的傷害の予防と皮膚のケア），②知覚再学習（減感作法，識別知覚の再学習）で構成される[3]．写 11 は，知覚再教育訓練として，小豆の入った容器に知覚障害のある母指，示指，中指でねじや小物品を探索する課題を行っているところである．

　神経再生過程で問題となる異常感覚や感覚定位の不十分さを再教育する治療は，末梢神経に対する治療というよりは，むしろ大脳皮質へのアプローチである．知覚再教育とは，末梢神経損傷によって変化した感覚入力パターンを再学習することであり，大脳皮質の機能的な再構築を目的とする．末梢神経障害後の機能的な皮質再構築によって，感覚入力が失われた支配領域は隣接する支配領域に侵食され，麻痺域に対する感覚刺激のみでは，知覚再教育の効果は限定的とならざるをえない．近年では，この原理を逆に治療に応用し，神経障害部位を支配する皮質可塑性を促通する治療

Ⅱ．作業療法

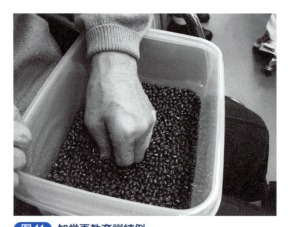

写11 知覚再教育訓練例
小豆の入った容器に母指，示指，中指で探索を行っている例

が行われている．すなわち，神経障害部位に隣接する皮膚を表面麻酔することによって求心性入力を遮断し，神経再生に必要な期間を経過した後の知覚再教育の効果を向上させる治療プログラムである[4]．

文献

1) Brand PW : Management of sensory loss in the extremities In : Management of peripheral nerve problems. Omer E, et al, Philadelphia, 1980 , pp 262-272.
2) Shumway-Cook A, Woolacott M : Motor Control Translating research into clinical ractice, 4th ed, Philadelphia, 2007, pp 545-546.
3) 中田眞由美，岩崎テル子：知覚をみる・いかす―手の知覚再教育―．協同医書出版，2003, pp 103-125.
4) Rosen B, et al : Improved sensory relearning after nerve repair induced by selective temporary anaesthesi-a new concept in hand rehabilitation. J. Hand. Surg [Br] **31**(2) : 126-32. 2006.

（斎藤和夫）

索引

―――― 和　文 ――――

あ
アウェアネス　76
アトラクター　49
アフォーダンス　47
圧中心　4
安定性　52

い
インターバル選択的　15
移乗動作　84, 86
意思決定　18
意味記憶　41
一次運動野　14

う
運動スキル　**2**, 3, **33**, 54
　――に基づくパフォーマンス
　　　　　　　　　　　48
　――の最適化　48
　――の習得過程　**33**, **41**, 44
　――の定着　161
運動モーメント　6
運動の再生　45
運動を生成する機構　45
運動課題　33
　――の難易度の調整　43
運動学習　2, **32**, 44
　――における小脳の役割
　　　　　　　　　　26, 28
　――における小脳機能　9
　――における大脳基底核の役割
　　　　　　　　　　22
　――における大脳-小脳連関
　　　　　　　　　　28
　――における大脳皮質の役割
　　　　　　　　　　16
　――の過程とフィードバック
　　　　　　　　　　33
　――の神経回路　14
　――の成果　46
　――の治療戦術　32
　――の目標　54
　――の目標設定　55
　――を支える神経機構　13
運動学習システムのモデル
　　　　　　　　　59, 60
運動記憶　46
　――の形成　35
　――の符号化　**38**, 39
　――への固定の手続き　46
　――への定着　59
運動構成要素　**59**, 61
運動指令の形成　39, **40**
運動失調　9
運動前野　14
運動皮質　14
　――の分布　15
運動皮質-皮質下回路　13
運動方向の修正　115
運動療法　32

え
エピソード記憶　41
エラー　6
　――の管理　**44**, 54, **56**
　――の検出　19
　――を検出する能力　44
エラー関連陰性波　20
エラー情報　7, 42, 56
エラー増幅練習　48

お
オフライン学習　30
オリーブ小脳路　25
起き上がり動作　114, 126
折り鶴の工程　166

か
ガイダンス仮説　39
下肢筋活動　3
荷重受容器　36
課題　49
　――の試行・反復　40
　――の難易度　58
課題指向型訓練　45
課題設定　32, **33**, 54, **57**
　――の手続き　57
課題特異的　11
課題特異的効果　43
課題目標　37
外界中心座標系　79
外在的フィードバック
　　　　34, 35, **37**, **40**, 44
外的焦点　38
学習　2
　――された不使用　48
　――するための学習　60
　――による治療効果　11
　――に基づく運動療法　33
　――の管理　44
学習ロボット　61
学習課題設定の手続き　57
学習曲線　**29**, 33
　――の構造　29
学習効果　60
学習方法の選定　56
学習目標の設定　3
学習理論　2
片麻痺歩行　107
片麻痺歩行訓練　103
患者の取り組み　44
患者の変化　32
感覚ノイズ　30, **50**
感覚フィードバック　36
感覚の重みづけ　81
感覚運動学習　**28**, 29
感覚運動領野　21
感覚情報　**26**, 28, 42
　――の入力　58
感覚登録器　20
感覚入力　13
感覚入力系の障害　42
関節可動域訓練　121
関節角度の設定　78
環境　49
観察学習　14

175

き

キャリーオーバー　33
気づき　**42**, 76
記憶　18
　　――と運動学習　20
　　――の二重貯蔵モデル　20
記憶モデル　20
起居動作　130
基準課題　44
基底核回路　10
機械学習　**59**, 61
機能障害指向型訓練　**45**, 55
義足を用いた歩行訓練　103
義足歩行訓練　105
逆モデル　26
逆行性干渉　30
共同運動　49
協調の制御　9
強化学習　24
強化情報　39
教示内容　18
筋活動　106
筋力増強訓練　121

く

空間操作課題　159

け

系列スキル　44
系列学習　24
系列反応時間課題　24
経頭蓋直流電気刺激　110
結果の知識　34, **38**
検索　20
顕在学習　**6**, **7**, 18
顕在記憶　41
言語教示　39
言語的フィードバック　38

こ

ゴール設定　33
こころの黒板　21
小刻み歩行　119
固定　**20**, 46
固有感覚情報　99
個体　49
誤差学習　26

さ

巧緻動作の学習　170
行動的リラクセーション　43
効果の法則　62
効果的な学習法の選定　54
効率性　52
恒常練習　44, **45**, 50
高次脳機能の障害　42
構造学習　60

作業記憶　21
差動学習　49
座位姿勢　75, 117
座位保持　74
座位保持能力　75
座標系　79
座面角度調整　77
再生　46
再認　45
最終フィードバック　34, **38**
最大随意収縮　61
最適化　2, **13**
最適動作　83

し

シナプス　13
シナプス可塑性のモデル　26
シミュレーション用下腿義足　103
支持基底面　88
肢節運動失行　157
使用依存的可塑性　28
姿勢制御　79, 119
視覚フィードバック　6
視覚モデリング　39
視覚刺激　122
視覚情報　99
視覚的フィードバック　76
視覚的垂直軸　76
視覚領皮質　19
試行錯誤による学習　34, **59**, 89
自己組織化　49
自己中心座標系　**79**, 82
自動化段階　33, 44, **46**
時系列行動の学習　18
失行症の学習　161
膝関節のコントロール　100

膝関節の運動制御　97
実効値　**4**, 6
手工芸　162
手工芸遂行能力　166
手工芸評価表　165
修飾部　22
修正情報　39
習熟　52
習熟度におけるtrade-off　53
重心の移動　115, 116, 120
重心管理　6
重心動揺　3, **4**
出力部　22
順モデル　26
順行性干渉　30
順序学習　18
書字動作　150
小脳　24
　　――からの出力　25
　　――での運動学習　27
　　――の関与　28
　　――の神経回路　24
　　――の役割　10
　　――への入力　24
小脳回路　10
小脳系　9
小脳失調　108
小脳性失調　43, 58
上肢の役割　87
条件付運動学習　22
情報処理理論　20
食事動作　161
触覚フィードバック　**36**, 40
身体アウェアネス　82
身体的ガイド　86
神経回路　13
神経生理学的研究　3
神経制御単位　59
信頼度割り当て　59, **60**

す

スウェーデン式膝装具　101
スキーマ　20
スキーマ理論　51
スキル学習　28
スクワット動作　98
ステップ訓練　122

索 引

垂直軸　76
垂直性　79
垂直定位　79
　——と姿勢　81
　——の統合モデル　82
垂直定位モダリティ　80

せ

セラピストによる介入　32
セラプラストを用いた課題　141
成功体験　58
制約　49
脊髄小脳　24
千切り動作　138
宣言的記憶　**21**, 30, 41
潜在学習　**6**, **7**, 18
潜在学習効果　24
潜在記憶　41
線条体コリン作動性介在ニューロン　23
選択的注意　20
前傾姿勢　119
前帯状回ループ回路　17
前庭小脳　24
前頭前野　19
前補足運動野　15
前方移動　107

そ

装具の使用　88
側臥位からの立ち直り　128
速効系機構　60

た

タイミングの調節　9
多様練習　45, **51**
体重移動　115, 116
帯状運動野　14, **15**
帯状回　17
　——の機能解剖　17
大脳基底核　**21**, 23
　——と運動ループ回路　22
　——の神経回路　21
大脳基底核系　9
大脳基底核・小脳系の障害　43
大脳皮質　14
大脳皮質-皮質下回路　9, 21

代償　**2**, 13
　——の利用　143
代償手段　54
　——の利用　135
代償的適応　98
　——の設定　54
立ち直り動作　129
短下肢装具　101, 104
短期記憶　21
短期貯蔵庫　20
短対立スプリント　170

ち

チャンキング　45
知覚再教育訓練　173
治療スキル　11
治療環境の提供　6
治療者　54
治療的運動学習　3, 45
　——の戦略　3
遅効系機構によるモデル　60
中型有棘細胞　23
中枢パターン生成器　36
抽象的事象　28
貯蔵　20
長期記憶　21
長期貯蔵庫　20
長期抑圧　26
張力正帰還作用　36
調理動作　138
聴覚刺激　121, 122
聴覚的 Cue　122

つ

つまみ動作　168
杖歩行トレーニング　**111**, 112

て

テーピング　170
手のフォーム　158
手続き学習　7
手続き記憶　21
提供する　47
適応　28
転移テスト　43
転移効果　11

と

トップダウン　160
トレッドミル歩行訓練　103
ドーパミンの役割　23
ドーパミン作用　22
徒手的介助　103
登上線維　26
頭頂葉連合野　19
同時フィードバック　12, **34**, **37**
同時課題　46
同時収縮　43
動機の階層構造　54
動機付け　**16**, **41**
　——の問題　41
動作のチャンク化　117
動作の習熟度　52
動作の正確性　52
動的システム理論　**49**, 51
動揺の範囲　4
取り込み基準　12

な

内在的フィードバック
　　　　　　　　34, 35, **36**
内的焦点　38
内部環境の変化　32
難易度の調整　42

に

二重貯蔵モデル　20
入力部　21
認知症　162
認知段階　33, **41**

ね

寝返り　116
　——から起き上がり　129
　——の準備　127

の

脳機能障害への対応　57
脳卒中
　74, 84, 90, 97, 102, 126,
　132, 138, 145, 150, 157, 162

は

バランス運動　120

パーキンソン病　43, 58, 114, 119
パフォーマンス　**2**, 34
　　――の監視　19
　　――の知識　34, **38**
　　――の拠り所　59
パフォーマンス変化　46
パラメータ学習　45
パラメータ練習　160
把握機能　145
把握動作　145
把握動作課題　147
　　――の設定　148
把持パターン訓練　140
把持と離し訓練　140
把持動作　132
背側運動前野　14
箸動作　157
箸練習　159
反張膝　97
反復練習　51

ひ

皮質小脳　24
非負値行列因子分解　61
非麻痺側への寝返り　127
膝関節のコントロール　100
膝関節の運動制御　97
左正中神経麻痺　168
左半側空間無視　74
左片麻痺　74, 90, 145
左片麻痺患者　4
必要とされる運動　22
標的動作　**2**, 32, 48, 54
　　――の再現　43
　　――の最適化　32, **48**

ふ

フィードバック
　26, 32, **34**, **42**, 75, 99, 105
　　――の効果的な呈示　39
フィードバック誤差学習スキーマ
　　　　　　　　　　26
フィードバック法の選定　42
フォワードモデル　**26**, 27
ブロック練習　7, **44**, 46, 160
プラスチック短下肢装具　110

プリズム適応課題　10
プルキンエ細胞　24
不使用　48
負の動機付け　42
符号化　20, **59**
部分練習法　44
腹側運動前野　14
腹側基底核　17
吻側帯状領域　19
分節化　**18**, 59
文脈干渉効果　46, **51**

へ

ベイズ推定　60
平均速度　4
平行線維　26
平行棒内立ち上がり　85
平行棒内歩行　86, 104
平行棒内立位保持　85
辺縁領野　22

ほ

ボール蹴りトレーニング　110
ボタン動作　169
ボトムアップ　160
ポートフォリオ　11
歩行　97, 102, 108, 119
歩行リズム　119
　　――の改善　119, 121
歩行獲得　108
歩行器歩行　104
歩行再建　36
歩行能力の向上　108
保持　46
保持テスト　**43**, 51
補足運動野　14, **15**
母指外転装具　136
方向転換　87
包丁の把持　138
報酬　**16**, 41, **58**

ま

マズローの5段階欲求説　55
麻痺側下肢制御　102
麻痺側立脚期制御　102
麻痺手の使用　132
麻痺手不使用　138

末梢神経損傷　168

み

ミラーニューロン　14
ミラーニューロンシステム　16
右手の巧緻動作　159
右片麻痺
　84, 97, 102, 126, 132, 138, 150

む

無誤学習　**43**, 58, **87**, 89

め

免荷式トレッドミルトレーニング
　　　　　　　　　　111

も

モダリティ　79, **80**
モデリング　86
目標とする運動　51
目標の達成度　58

ゆ

遊脚制御　108
床反力パターン　106

よ

よいフォームの定義　154
拠り所　60
欲求の階層構造　54

ら

ランダム練習　44, **46**

り

リーチ　132
リーチ確認　145
リーチ動作　57, 94, 145
リズム運動　121
リズム訓練　122
リハーサル　**38**, 40
リハビリテーション医療　2
リハロボット　62
立位　90
　　――のアライメント調節　98
立位姿勢　93

──のアライメント 119
立位制御能力 90
立位保持 92
立位保持課題の条件 4

る
ループ回路 16

れ
レディネスの法則 62
連合運動領野 14
連合段階 **33**, **43**, 44
連合領野 22
連想学習 14
連続スキル 44
練習の法則 62

ろ
ロボット **61**, **62**
──による歩行練習 62

わ
ワーキングメモリ 18, **21**, 41
ワイピング 152
ヴァーチャルリアリティ 58

---欧　文---

A
abstract term 28
accuracy 52
adaptation 28
ADL 場面での使用 149
afford 47
affordance 47
AFO 110
after effect 10
after effects 60
anterograde interference 30
associative learning 14
associative sector 22
associative stage 33, **43**, 44
ataxia 9
attractors 49
autonomous stage 33, 44, **46**
awareness 42

B
Balance Evaluation Systems Test 79
Baysian inference 60
behavioral relaxation 43
BESTest 79
block practice 46
Brodmann の大脳皮質 14

C
carry-over 30, **33**
center of pressure 4
central pattern generator **36**, 104
chunking 18, **45**, 59
CIMT 143
cingulate motor area 15
climbing fiber 26
co-contraction 43
cognitive stage 33, **41**
compensation **2**, 13
concurrent feedback 34
concurrent task 46
consolidation **20**, 46
constant practice 44, **45**, 50
constraint 49
Constraint-induced movement therapy 48, **143**
context-dependent 49
contextual interference effect 46, **51**
coordinator 9
COP 4
CPG **36**, **104**
CPG 制御 36
credit assignment **59**, 60
criterion task 44

D
decision-making 18
declarative memory 30, **41**
Differential learning 44, **49**
dorsal premotor area 14
Due-process 45
dynamical systems theory 49

E
efficiency 52
encoding 20, **59**
environment 49
error detection capability 44
error-augmented practice 48
errorless learning 43, 58, **87**, 89
error-related negativity 20
explicit learning **6**, **7**, 18
external focus 38
externally guided movements 21
extrinsic feedback 34

F
Force field 29
forward model 26

G
generalized motor program 45
GMP 45
grasp & release 140
guidance hypothesis 39

H
HANDS 146
haptic feedback **36**, 40
Hybrid Assistive Neuromuscular Dynamic Stimulation 146

I
impairment-oriented training **45**, 55
implicit learning **6**, **7**, 18
inclusion criteria 12
instruction 18
internal focus 38
internally guided movements 21
intrinsic feedback 34

K
knowledge of performance 34, **38**
knowledge of results 34, **38**, 75

KP　34, **38**
KP 遅延間隔　38
KR　34, **38**
KR-delay interval　38
KR 呈示後間隔　40

L
learning device　9
learning-to-learn　60
limbic sector　22
long-term depression　26
long-term store　20
LTD　26

M
Maximum Voluntary Contraction　61
mean velocity　4
medium-sized spiny neuron　23
mirror neuron　14
modality　79
modeling　86
module　61
motor primitive　61
motor primitives　59
MV　4
MVC　61
MV 値　4

N
NNMF　61
Non-negative Matrix Factorization　61

O
observation learning　14
on elbow　116, 128
on hand　128
optimization　2, 13

organism　49

P
parallel fiber　26
performance change　46
physical guidance　86
portfolio　11
positive force feedback　36
premotor area　14
presupplementary motor area　15
primary motor cortex　14
procedural learning　7
pusher syndrome　81
Pusher 現象　74
Pusher 評価チャート　74
pushing behaviour　81

R
Random practice　44, **46**
recall　46
recall schema　45
recognition schema　45
reference frame　79
retention　46
retention test　**43**, 51
retrieval　20
retrograde interference　30
RMSD　4
RMSD 値　4, **6**
root mean square distance　4
rostral cingulate zone　19

S
SC　26
schema　20
selective attention　20
self-organization　49
sensorimotor learning　28

sensory consequences　26
sensory noise　30
sensory registers　20
sensory reweighting　81
serial reaction time task　24
short-term store　20
skill learning　28
S-R 理論　20
stability　52
storage　20
structural learning　60
supplementary motor area　15
synergies　49
synergy　61

T
task　49
task-oriented training　45
task-specific effect　**11**, 43
tDCS　110
terminal feedback　34
timing device　9
trade-off　52
transfer effect　11
transfer test　43
trial & error learning　**34**, 59, 89

U
use-dependent plasticity　28

V
variable practice　45, **51**
ventral premotor area　14
verbal feedback　38
Verticality　79

W
working memory　**21**, 41

【編著者略歴】

長谷公隆
（はせきみたか）

1985年	慶應義塾大学医学部卒業
	同大学リハビリテーション科入局
1987年	国立療養所村山病院リハビリテーション科
1988年	国立塩原温泉病院リハビリテーション科
1992年	小田原市立病院リハビリテーション科医長
1995年	慶應義塾大学病院リハビリテーション科助手
1997年	カナダ Alberta 大学神経科学留学
2000年	慶應義塾大学医学部リハビリテーション医学教室講師
2005年	同助教授
2007年	同准教授
2012年	関西医科大学附属病院リハビリテーション科診療教授

運動学習理論に基づく
リハビリテーションの実践 第2版 in DVD

ISBN978-4-263-21732-0

2008年12月20日 第1版第1刷発行
2015年 1月10日 第1版第5刷発行
2016年 6月 1日 第2版第1刷発行

編著者 長 谷 公 隆
発行者 大 畑 秀 穂
発行所 医歯薬出版株式会社
〒113-8612 東京都文京区本駒込1-7-10
TEL. (03)5395-7628(編集)・7616(販売)
FAX. (03)5395-7609(編集)・8563(販売)
http://www.ishiyaku.co.jp/
郵便振替番号 00190-5-13816

乱丁，落丁の際はお取り替えいたします　　印刷・あづま堂印刷／製本・榎本製本

© Ishiyaku Publishers, Inc., 2008, 2016. Printed in Japan

本書の複製権・翻訳権・翻案権・上映権・譲渡権・貸与権・公衆送信権（送信可能化権を含む）・口述権は，医歯薬出版（株）が保有します．

本書を無断で複製する行為（コピー，スキャン，デジタルデータ化など）は，「私的使用のための複製」などの著作権法上の限られた例外を除き禁じられています．また私的使用に該当する場合であっても，請負業者等の第三者に依頼し上記の行為を行うことは違法となります．

|JCOPY| <(社)出版者著作権管理機構 委託出版物>

本書をコピーやスキャン等により複製される場合は，そのつど事前に(社)出版者著作権管理機構（電話 03-3513-6969，FAX 03-3513-6979，e-mail：info@jcopy.or.jp）の許諾を得てください．